新・社会福祉士シリーズ

21

ソーシャルワーク演習
（社福専門）

福祉臨床シリーズ編集委員会編

責任編集＝柳澤孝主・上原正希・増田康弘

弘文堂

はじめに

　社会福祉士養成課程については、社会保障審議会福祉部会福祉人材確保専門委員会報告書「ソーシャルワーク専門職である社会福祉士に求められる役割等について」（2018〔平成30〕年3月27日）において、「地域共生社会の実現に向けて求められる、複合化・複雑化した課題を受け止める多機関の協働による包括的な相談支援体制や地域住民等が主体的に地域課題を把握して解決を試みる体制の構築に必要なソーシャルワークの機能を社会福祉士が担うために必要な実践能力を明らかにし、その能力を身につけることができるよう、社会福祉士の養成カリキュラム等の見直しを検討すべきである」と指摘されている。これに対応するため、教育内容を充実するとともに、ソーシャルワーク機能を発揮できる実践能力を習得できる内容となるよう、社会福祉士養成課程の教育内容等の見直しが行われた。

　このたびの社会福祉士養成課程のカリキュラムの改正は、次の2点が主なポイントとなっている。

①地域共生社会の実現のために複合化・複雑化した課題を受け止める多機関の協働による包括的な相談支援体制や地域住民等が主体的に地域課題を把握して解決を試みる体制の構築に必要なソーシャルワークの機能を社会福祉士が担うための知識を習得すること。

②ソーシャルワーク機能の実践能力を有する社会福祉士を養成するため、「講義−演習−実習」の学習循環を構築し、社会福祉士と精神保健福祉士の養成課程で共通して学ぶべき内容（共通科目）と、社会福祉士として専門的に学ぶべき内容（専門科目）が明確になるよう、科目を再構築していること。

　本書は、厚生労働省の新しい通知（カリキュラム・教育に含むべき事項）を踏まえて、社会福祉士に求められるソーシャルワークの知識・技術・倫理について、実践的に修得できることを志向している。

　ソーシャルワーク演習は150時間で授業時間が構成され、そのうちソーシャルワーク演習（共通）は30時間で、社会福祉士、精神保健福祉士に求められるソーシャルワークの共通部分を重点的に学ぶ機会を提供するものである。そしてソーシャルワークの足固めの部分を強化できるよう、章・節の構成を心がけて編集した。本書は、演習科目のうち120時間で構成される部分であり、ソーシャルワークの専門的部分を重点的に学ぶ機会を提供するものである。この演習はソーシャルワーク実習・実習指導とも連動する必要があり、ソーシャルワーク実習前と実習後に意識して学ぶ必要がある。

近年、ソーシャルワーカーが介入する社会問題には、少子高齢化、8050問題、老老介護、認認介護、高齢者・児童・障害者への虐待、ひきこもりの処遇、フリーターやニートの存在、ヤングケアラー問題、LGBTQへの対応、外国人労働者問題、災害、各種紛争など多くの課題がある。これら社会問題の背景として、核家族化などに伴う家族構造や社会構造の変化が少なからずかかわっている。

　ソーシャルワーカーであればこれらの問題に、過去・現在・未来、そしてミクロ・メゾ・マクロの視点から課題を明らかにし、クライエントや地域、制度など、各領域に積極的に介入していくことが望まれている。

　ソーシャルワーカーは、解決策として、制度・分野ごとの縦割りや支え手・受け手という関係を超えて、上記の課題を抱えた人を含めた地域住民へと、地域の多様な主体が参画するように促す。そして、人と人、人と資源が世代や分野を超えてつながる地域共生社会の形成に介入する。その際には、住民一人ひとりの暮らしと生きがい、地域を共に創っていく社会を形成する力を醸成させることがミッションとなる。

　ソーシャルワーク実習前の演習で学んでおく内容は、上記の社会的背景を踏まえ、次のものが挙げられる。

　1つ目は、虐待、ドメスティック・バイオレンス、ハラスメント、ひきこもり、貧困、ホームレス、ハンセン病、寝たきり高齢者、終末期ケア、災害時支援、外国人支援、自殺（自死）対応、危機介入などのソーシャルワーク場面の支援について。

　2つ目は、上記の場面を想定しつつ、ケースの発見、インテーク、アセスメント、プランニング、支援の実施、モニタリング、支援の終結と事後評価、アフターケアなどのソーシャルワーク一連の流れ。

　3つ目は、ソーシャルワークの一連の流れとともに提供されるアウトリーチ、チームアプローチ、ネットワーキング、コーディネーション、ネゴシエーション、ファシリテーション、プレゼンテーション、ソーシャルアクション等の諸技術。

　4つ目は、地域へのアウトリーチやニーズ把握、地域アセスメント、計画、社会資源の活用、調整、開発など事例を活用して理解すること。

　実習体験を通して実践的に学んだ知識と技術について、個別・集団学習にてそれら体験を一般化し、実習後の演習を通してさらに実践的な知識と技術にまで高め習得することが肝要である。

2023年11月

責任編者を代表して　上原正希

目次

ソーシャルワーク演習（社福専門）(120時間)〈2021年度からのカリキュラムと本書との対応表〉

カリキュラムの内容　ねらい
①ソーシャルワークの実践に必要な知識と技術の統合を行い、専門的援助技術として概念化し理論化し体系立てていくことができる能力を習得する。
②社会福祉士に求められるソーシャルワークの価値規範を理解し、倫理的な判断能力を養う。
③支援を必要とする人を中心とした分野横断的な総合的かつ包括的な支援について実践的に理解する。
④地域の特性や課題を把握し解決するための、地域アセスメントや評価等の仕組みを実践的に理解する。
⑤ミクロ・メゾ・マクロレベルにおけるソーシャルワークの対象と展開過程、実践モデルとアプローチについて実践的に理解する。
⑥実習を通じて体験した事例について、事例検討や事例研究を実際に行い、その意義や方法を具体的に理解する。
⑦実践の質の向上を図るため、スーパービジョンについて体験的に理解する。

教育に含むべき事項	本書との対応
〈ソーシャルワーク実習前に行うこと〉 個別指導並びに集団指導を通して、実技指導（ロールプレーイング等）を中心とする演習形態により行うこと。	第1章
①次に掲げる具体的な事例等（集団に対する事例含む。）を活用し、支援を必要とする人が抱える複合的な課題に対する総合的かつ包括的な支援について実践的に習得すること。	第1章
• 虐待（児童・障害者・高齢者等）	第2章1〜4節
• ひきこもり	第2章6節
• 貧困	第2章7節
• 認知症	第2章11節
• 終末期ケア	第2章12節
• 災害時	第2章13節
• その他の危機状態にある事例（権利擁護活動を含む）	第2章14節
②①に掲げた事例等を題材として、次に掲げる具体的なソーシャルワークの場面及び過程を想定した実技指導を行うこと。	第3章
• ケースの発見	第3章1節
• インテーク	第3章2節
• アセスメント	第3章3節
• プランニング	第3章4節
• 支援の実施	第3章5節
• モニタリング	第3章6節
• 支援の集結と事後評価	第3章7節
• アフターケア	第3章8節
③②の実技指導に当たっては、次に掲げる内容を含めること。	
• アウトリーチ	第4章6節
• チームアプローチ	第4章5節
• ネットワーキング	第4章7節
• コーディネーション	第4章8節
• ネゴシエーション	第4章9節
• ファシリテーション	第4章10節
• プレゼンテーション	第4章11節
• ソーシャルアクション	第4章12節
④地域福祉の基盤整備と開発に係る事例を活用し、次に掲げる事項について実技指導を行うこと。	
• 地域住民に対するアウトリーチとニーズ把握	第5章2節A
• 地域アセスメント	第5章2節B
• 地域福祉の計画	第5章3節
• 組織化	第5章2節C
• 社会資源の活用・調整・開発	第5章2節D
• サービスの評価	第5章2節E

教育に含むべき事項	本書との対応
〈ソーシャルワーク実習後に行うこと〉 ソーシャルワークに係る知識と技術について個別的な体験を一般化し、実践的かつ学術的な知識及び技術として習得できるよう、集団指導並びに個別指導による実技指導を行うこと。	第6章
①事例研究、事例検討	第6章1節
②スーパービジョン	第6章3節

注）この対応表は、厚生労働省が発表したカリキュラム（令和2年3月6日）の内容が、本書のどの章・節で扱われているかを示しています。

全体にかかわる項目については、「本書との対応」欄には挙げていません。

「教育に含むべき事項」で挙げられていない重要項目については、独自の視点で盛り込んであります。目次や索引でご確認ください。

第1章 ソーシャルワーク実習に臨む視点

ソーシャルワークの実践的な理論と技術の融合を図り、専門職としての判断能力、広範な視点、メゾ・マクロレベルでのソーシャルワークなど高度な「実践力」を身につけることを目指す。ソーシャルワークの実践能力を有する社会福祉士になるための学習のあり方について具体的に学ぶ。

1

改正後のカリキュラムによってソーシャルワーク演習の形態が変化している。そのソーシャルワーク演習（専門）に求められる学びと身につけるべきこと、科目の連続性について理解する。

2

ソーシャルワーカーの養成に必要な「講義−演習−実習」という学びのプロセスはそれぞれが双方向の関連性をもっており、演習で行うロールプレイなどの内容は、講義で学んだ理論と当然のことながら関連し合っている。3つの学びの関連性、特に演習の役割について理解する。

3

ソーシャルワークの専門性を確認する。ソーシャルワークの「知識」、「技術」、「価値」の3つの要素がどのように相互に関連し合って、その専門性を形成しているのか、理解する。

4

ソーシャルワークの倫理綱領にある「前文」、「ソーシャルワーク専門職のグローバル定義」、「原理」、「倫理基準」の内容からソーシャルワークの専門性を理解する。

1.「心構え」から「実践力」へ

A. 実習に臨む「心構え」を形成するソーシャルワーク演習

　社会福祉士養成課程における教育内容等の見直しに伴い、ソーシャルワーク機能を学ぶ科目が再構築され、演習科目は 30 時間の「ソーシャルワーク演習」と 120 時間の「ソーシャルワーク演習（専門）」というように分けられ、合計 150 時間の学習機会が設けられた。

　演習は、講義で学習した知識や技術を振り返り、具体的な事例を用いて基礎的なソーシャルワーク機能を実践的に習得する科目である。

　「ソーシャルワーク演習」の科目のねらいは、①ソーシャルワークの知識と技術に係る他の科目との関連性を踏まえ、社会福祉士および精神保健福祉士として求められる基礎的な能力を涵養すること、②ソーシャルワークの価値規範と倫理を実践的に理解すること、③ソーシャルワークの実践に必要なコミュニケーション能力を養うこと、④ソーシャルワークの展開過程において用いられる、知識と技術を実践的に理解する、ことにある。

　講義で学んだソーシャルワークの知識、技術、価値・倫理、コミュニケーション等の基礎的な能力を、この「ソーシャルワーク演習」の第一段階として学び、高度な次元に推し進めていくための礎とすることが求められる。まずは、ソーシャルワーカーになるための「心構え」をしっかりと身につけることが求められるのである。

B. 実習に臨む「実践力」を形成するソーシャルワーク演習（専門）

　「ソーシャルワーク演習（専門）」は、ソーシャルワーク演習での第一段階を終え、その学びからより高度な次元に推し進めていくための段階となる。

　「ソーシャルワーク演習（専門）」の科目のねらいは、①ソーシャルワークの実践に必要な知識と技術の統合を行い、専門的援助技術として概念化し理論化し体系立てていくことができる能力を習得すること、②社会福祉士に求められるソーシャルワークの価値規範を理解し、倫理的な判断能力を養うこと、③支援を必要とする人を中心とした分野横断的な総合的かつ包括的な支援について実践的に理解すること、④地域の特性や課題を把握

し解決するための、地域アセスメントや評価等の仕組みを実践的に理解すること、⑤ミクロ・メゾ・マクロレベルにおけるソーシャルワークの対象と展開過程、実践モデルとアプローチについて実践的に理解すること、⑥実習を通じて体験した事例について、事例検討や事例研究を実際に行い、その意義や方法を具体的に理解すること、⑦実践の質の向上を図るため、スーパービジョンについて体験的に理解すること、となっている。

この「ソーシャルワーク（専門）」は、より実践的な理論と技術の融合、専門職としての判断能力、広範な視点、メゾ・エクソ・マクロレベルでのソーシャルワークなど高度な「実践力」を身につける段階ということになる。

C. ソーシャルワーク演習と実習との関係

2021（令和3）年8月に一般社団法人日本ソーシャルワーク教育学校連盟が示した「ソーシャルワーク実習指導・実習のための教育ガイドライン」と関連づけて説明をしていく。

ソーシャルワーク実習1つ目の目的は、ソーシャルワークの対象となる当事者・利用者とその家族・世帯の生活・地域の実態や、ソーシャルワーカーが活動する地域の実態を学ぶ、ことにある。2つ目は、ソーシャルワーカーとしての価値や倫理が実践現場でどのように具現化されているか、またソーシャルワーカーがそれらをどのように行動化しているか、ソーシャルワーク専門職である社会福祉士としての態度や姿勢を学ぶことである。3つ目は、ケースの発見からアセスメント、支援計画策定から実施に至るソーシャルワークの過程について具体的かつ経験的に学ぶことである。4つ目は、ソーシャルワークの役割としての総合的・包括的な支援や多職種・多機関や地域住民等との連携・協働の実際を具体的かつ経験的に学ぶことである。そして、5つ目は、社会福祉士・ソーシャルワーカーとしての自分を知る（自己覚知）機会とすることである。この5つの目的を達成するために「ねらい」というものが存在する。

実習の「ねらい」とは、実習の240時間という時間枠内で達成することを目指した、具体的で測定可能であり、かつ達成可能な「目標」であり、実習目的をより詳細に、管理しやすい構成要素に分解し、何を達成したいのか、どのように達成するのかを明確にするものである。

実習の「ねらい」の1つ目は、ソーシャルワークの実践に必要な各科目の知識と技術を統合し、社会福祉士としての価値と倫理に基づく支援を行うための実践能力を養うこと。2つ目は、支援を必要とする人や地域の状

ミクロ・メゾ・マクロレベル
ミクロレベルの対象は、個人や家族、時には小集団のニーズが含まれる。メゾレベルの対象は、組織と地域のレベルの実践である。マクロレベルの対象は、制度や政策の策定や計画実施など国や世界レベルの実践である。

スーパービジョン
supervision
スーパーバイジーが利用者（クライエント）にどのようなかかわりをしているのか。そこで、スーパーバイジーが何を考え、何を感じ、何を学ぼうとしているのかを、スーパーバイザーが汲み取り、スーパーバイジーの学びをより深めていく作業である。「SV」と略したりもする。

アセスメント
assessment
利用者の状況を把握・分析し、どのようなサービスが必要なのか明確にすることである。

自己覚知
self-awareness
援助者が自らの性格、個性を知り、感情、態度を意識的にコントロールすることで、援助者の価値観や感情に左右されない援助を提供するために重要とされている。

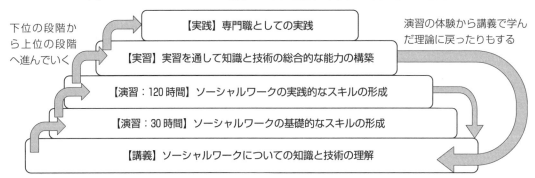

図1-1-1　ソーシャルワーク構築に必要な講義‒演習‒実習の学びの循環

下位の段階から上位の段階へ進んでいく

【実践】専門職としての実践

【実習】実習を通して知識と技術の総合的な能力の構築

【演習：120時間】ソーシャルワークの実践的なスキルの形成

【演習：30時間】ソーシャルワークの基礎的なスキルの形成

【講義】ソーシャルワークについての知識と技術の理解

演習の体験から講義で学んだ理論に戻ったりもする

出典）筆者作成.

況を理解し、その生活上の課題（ニーズ）について把握すること。3つ目は、生活上の課題（ニーズ）に対応するため、支援を必要とする人の内的資源やフォーマル、インフォーマルな社会資源を活用した支援計画の作成、実施およびその評価を行うこと。4つ目は、施設・機関等が地域社会の中で果たす役割を実践的に理解すること。5つ目は、総合的かつ包括的な支援における多職種・多機関、地域住民等との連携のあり方およびその具体的内容を実践的に理解するという。以上の5つである。

　ソーシャルワークの方法や技術は、講義や演習だけで学べるものではない。

　学生自らが現場に身を置くことで実践的、経験的に習得できるものであり、実習という「実践の学問」が必要である。

　ソーシャルワークの学びは、ソーシャルワークの実践、実践現場との関係を抜きにしては成り立たず、実習は社会福祉学、ソーシャルワークの理論と実践とを統合的に学ぶ機会となる。

　ソーシャルワーカーの養成に必要な「講義‒演習‒実習」という学びのプロセスは一方通行ではない。演習で行う**ロールプレイ**などの内容が、講義で学んだ理論と関連することを始め、3つの学びの相互関連性の"橋渡し"となる演習の役割について注目しておくことは大切である（図1-1-1）。

ロールプレイ
role-play
社会福祉分野におけるさまざまな生活問題を想定し、それぞれの役割を演技することで、具体的な問題解決にかかわる援助者としてのソーシャルワーカーと、さまざまな生活問題を抱えるクライエントの役割を疑似体験するものである。

D.「心構え」から「実践力」へ

　直近の社会福祉士養成課程のカリキュラム改正では、地域共生社会の実現のために複合化・複雑化した課題を受けとめる多機関の協働による包括的な相談支援体制の整備、地域住民等が主体的に地域課題を把握して解決を試みる体制の構築、これらに必要なソーシャルワークの機能を社会福祉

士が担うための知識を習得することが望まれている。

　ソーシャルワーク機能の実践能力を有する社会福祉士を養成するためには、「講義‐演習‐実習」の学習循環を確立することが大切である。ソーシャルワーク専門職である社会福祉士と精神保健福祉士の養成課程において共通して学ぶべき内容（共通科目）と、社会福祉士として専門的に学ぶべき内容（専門科目）が明確になるよう科目が構成されている。その意味を明確にし、ソーシャルワーク演習（共通）はソーシャルワークの基礎の構築に寄与し、ソーシャルワーク演習（専門）では実践的、専門的な「実践力」を身につけることに向けて学ぶ必要性がある。

2. ソーシャルワークの専門性

　ここでは、ソーシャルワークの専門性について見ていくことにする。

　どんな分野の専門性でも、高度な知識や豊富な経験が要求される。ソーシャルワークの専門性は、「知識」、「技術」、「価値」の3つから構成される。ソーシャルワークの専門性の3つの構成要素について具体的に見ていこう（**図1-2-1**）。

図1-2-1　ソーシャルワークの専門性

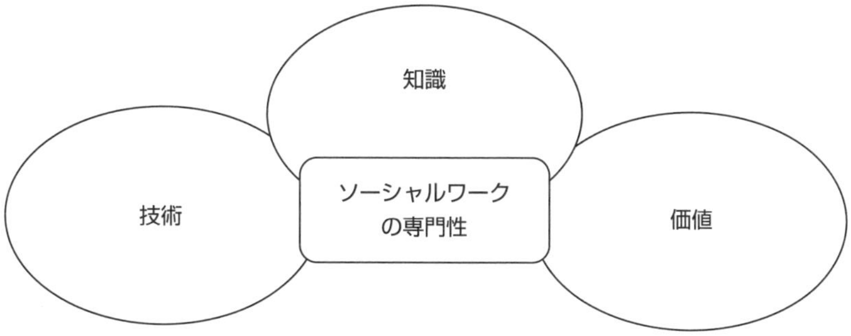

出典）筆者作成.

A. ソーシャルワークにおける「知識」

　ソーシャルワークにおける知識については、「人に関する特性など多面的に把握するための知識」、「社会福祉関連法制度に関する知識」、「福祉分野に限らない多岐にわたる社会資源の知識」、「利用者を支援するためのソ

ーシャルワークに関する理論」という4つが含まれる。

「人に関する多面的に把握するための知識」に関しては、たとえば医療の側面では、病気や障害に焦点化して人を把握する。ソーシャルワークにおける人の把握は、病気などの既往歴や障害についての把握も必要であるが、その人の過去の生活や、今後どのような生活をしていきたいと思っているのか、といった側面に注目する。また、その人を支える環境にも目を向ける必要がある。

「社会福祉関連法制度に関する知識」では、高齢者や障害者、児童、母子や父子家庭など、社会的に弱い立場の人が自立した社会生活を送るための支援に関する公的制度に関する知識等を示す。たとえば、高齢者であれば介護保険制度、障害者では**障害者総合支援法**など、支援を必要とする人たちの生活状況に応じて、適切な支援を供給するための法制度に関する知識が必要となる。

「福祉分野に限らない多岐にわたる社会資源の知識」というのは、たとえば、社会保障制度を始め生活に関連する諸制度の知識を指している。その中でも社会保障制度は、病気・老齢・死亡・出産・ケガ・失業・介護・貧困などが原因で国民の生活の安定が損なわれた場合に、国や地方公共団体などが一定水準の保障を行う制度のことである。この社会保障制度には以下3つの機能がある。①生活安定・向上機能：人生のリスクに対応し、国民生活の安定を実現する機能（医療保険や老齢年金、介護保険など）、②所得再分配機能：社会全体で低所得者の生活を支える機能（生活保護制度、公的年金制度など）、③経済安定機能：経済変動の国民生活への影響を緩和し、経済成長を支える機能（雇用保険制度、公的年金制度など）。

「利用者を支援するためのソーシャルワークに関する理論」とは、地域アセスメント、ネットワーキング、**アウトリーチ**、危機介入、面接、アセスメント、プランニング、記録、評価、コーディネーション、ケアマネジメント、チームアプローチ、ケアカンファレンス、ファシリテーション、調査、コンサルテーション、組織化、**アドボカシー**、交渉などの知識である。

B. ソーシャルワークにおける「技術」

高齢者や障害者、児童などだけに限らず、複合的課題を抱える存在に向けて、分野横断的に支援提供したり、対象となる人びとを取り巻く環境や地域社会に働きかけ、多様な社会資源を活用・開発していくことが求められている。ソーシャルワークはこれらの課題の解決へ向けてますます必要

障害者総合支援法
正式名称は「障害者の日常生活及び社会生活を総合的に支援するための法律」。

アウトリーチ
outreach
積極的に対象者のいる場所に出向いて必要なサービスや情報を届けるよう行動することである。

アドボカシー
advocacy
知的障害、精神障害、認知機能の低下などのために、自分の意思や要望を表現することが困難な人に代わり、援助者がその権利やニーズを充足させることを言う。

となっている。

　さらには、個人や家族に働きかけるミクロ、地域に働きかけるメゾ、直接は関係ないものの家族が勤務する職場などに働きかけるエクソ、法律や制度改正も視野に入れ国や行政機関に働きかけるマクロ、これらの領域に向けた支援の方法についても実践できるスキルを身につけておく必要がある。

C. ソーシャルワークにおける「価値」

　ソーシャルワークの方向性を決める道徳観や倫理観、ソーシャルワーカーの基本的考え方の集大成、とも言える。それらを言語化したものが**倫理綱領**である。倫理綱領とは、専門職としての倫理的責任を明確にし、社会に表明するものである。つまり、専門職の行動規範であるとともに、これを社会に表明することによって専門職の独善を防ぐ役割も果たすもとになる。また、専門職としての地位を確立していくうえで極めて大切なものでもある。

　倫理綱領は、「前文」、「原理」、「倫理基準」の3つの項目で構成されている。詳細は下記の通りである。

[1] 前文─ソーシャルワーク専門職のグローバル定義とは

　前文でポイントとなるのが、ソーシャルワーク専門職のグローバル定義であるが、その影響を大きく受けて倫理綱領は成り立っている。ソーシャルワーク専門職のグローバル定義とは、ソーシャルワークを国際的に定義したもので、国際ソーシャルワーカー連盟（IFSW）と国際ソーシャルワーク学校連盟（IASSW）によって2014（平成26）年に採択されたものである。社会福祉士の倫理綱領では、ソーシャルワーク実践の基盤として、ソーシャルワーク専門職のグローバル定義を掲げ、社会福祉士の実践の拠り所として用いている（**表1-2-1**）。

　ソーシャルワーク専門職のグローバル定義には、「社会変革」、「社会開発」、「社会的結束」、「エンパワメント」、「解放を促進」、「実践に基づいた専門職」、「社会正義」、「人権」、「集団的責任」、「多様性尊重」、「地域・民族固有の知」、「生活課題」、「ウェルビーイング」、「人々やさまざまな構造に働きかける」というような、いくつかのポイントとなるキーワードが記されている。

　全体を通して見ると、ミクロ（個人）への働きかけが強かった見方から、マクロレベルのソーシャルワーク重視へとシフトチェンジしたことが見受

倫理綱領
「ソーシャルワーカーの倫理綱領」のこと。社会福祉士がもつべき専門職としての価値観を示したものであり、専門職としてもつべきマインドのことを言う。

ソーシャルワーク専門職のグローバル定義
ソーシャルワーク専門職のグローバル定義が2014年に採択され、これをもとに2020年にソーシャルワーカーの倫理綱領が改定された。ソーシャルワーカーがどのようなことを目標に業務を行っているのかを示しているものである。

表1-2-1　ソーシャルワーク専門職のグローバル定義

> ソーシャルワークは、社会変革と社会開発、社会的結束、および人々のエンパワ
> メントと解放を促進する、実践に基づいた専門職であり学問である。
> 　社会正義、人権、集団的責任、および多様性尊重の諸原理は、ソーシャルワーク
> の中核をなす。
> 　ソーシャルワークの理論、社会科学、人文学、および地域・民族固有の知を基盤
> として、ソーシャルワークは、生活課題に取り組みウェルビーイングを高めるよう、
> 人々やさまざまな構造に働きかける。
> 　この定義は、各国および世界の各地域で展開してもよい。

出典）日本ソーシャルワーカー連盟（JFSW）公式ウェブサイト「ソーシャルワーク
　　　専門職のグローバル定義」.

けられる。

　それでは、それぞれのポイントとなるキーワードの意味合いを見ていく
こととする。

　「社会変革」とは、偏見や差別などの不平等や障壁に対し、その障壁を
克服するための意識の変革、理解の促進、制度などの変革を目指している。

　「社会開発」とは、私たちの依拠している社会をよりよくしていこうと
いう仕組みづくりのことで、このよくしていこうという仕組みづくりに困
難を生じさせるものをまずは直視していこうというものである。たとえば
失業や貧困などの問題があるとする。これらが社会開発を促進する阻害要
因になっているとする。この阻害要因をなくしていくために、保健・衛生、
栄養、住宅、雇用、教育、社会保障などの諸制度にさまざまな改良、働き
かけを行うことを言う。

　「社会的結束」とは、さまざまな障害等が要因で孤立に追い込まれ、社
会的排除の状態に置かれている人がいる。そんなときに、社会的包摂と社
会的結束を促進し、社会的・精神的なつながりを形成し、社会的集団に再
帰属していくことを言う。

　「社会正義」とは、社会の構成員が平等に扱われ、社会全体の福祉の保
障と秩序の維持を実現することである。

　「人権」とは、人が人として、社会の中で、自由に考え、自由に行動し、
幸福に暮らすことのできる権利である。

　「集団的責任」とは、集団の中にいる個人を孤立に追い込まず、お互い
に支え合うことである。

　「多様性尊重」とは、限定された個人の考えなどの一方的な価値観に偏
らずに、人種・階級・言語・宗教・ジェンダー・障害・文化・性的指向な
ど個人ごとの価値観を大切にするということである。

　「地域・民族固有の知」とは、過去のソーシャルワーク概念では、主に

西洋の理論や知識が偏重されてきた背景がある。そこで世界のどの地域・国・区域の先住民たちも、その独自の価値観および知をつくり出し、それらを伝達することによって、科学へと測り知れない貢献をしてきたことを認めることを旨とする。さらには、世界中の先住民たち、地域特性に耳を傾け学ぶ、そうしたソーシャルワークを実現していこうという考え方そのものを言う。

　「生活課題」とは、私たちが日々の生活を送る中で、家庭生活、人間関係、余暇の利用、健康の維持管理、地域社会における生活など、さまざまな領域において解決すべき問題を見極め、解決に向けて努力することである。そして、自分らしく生きていくうえで「やりたいこと」や「実現させたいこと」を目指すのである。

［2］ソーシャルワークの専門性における6つの原理

　倫理綱領においては前文の次に「人間の尊厳」、「人権」、「社会正義」、「集団的責任」、「多様性の尊重」、「全人的存在」という6つの「原理」を定めている。6つの原理は以下の通りである。

　「人間の尊厳」とは、「すべての人間をかけがえのない存在として尊重する」ということであり、その尊重されるべき具体的な内容としては出自、人権、民族やLGBTQに関連する性自認・性的志向などが挙げられる。社会福祉士の根幹をなす価値観が、人間の尊厳であることになる。

　「人権」とは、すべての人間が生まれながらにしてもつ、侵してはならない権利である。ソーシャルワーカーは、いかなる理由でも人権の侵害を容認してはならない。

　「社会正義」とは社会的に正しい道理のことである。社会の中では差別や貧困、暴力など社会正義を損なう要因が多々存在し、ソーシャルワーカーは、社会正義の実現を目指してソーシャルワークに取り組む必要がある。

　「集団的責任」とは、人と環境がお互いに協力し合う社会を実現するために、集団が人と環境それぞれに責任をもつことである。

　「多様性の尊重」とは、個人や家族、集団、地域社会にある多様性を理解し、また、個人や一面的な価値観に偏らずに、それぞれの価値観を尊重し合える社会の実現を目指すということである。

　「全人的存在」とは、人をひとつの側面から見るのではなく、生物的、心理的、社会的、文化的、スピリチュアルな面などといった多方面から見るということである。以上が社会福祉士の倫理綱領で定めている6つの原理である。

［3］ソーシャルワークの専門性における4つの「倫理基準」

「倫理基準」の項目は、社会福祉士の倫理綱領においては、「クライエントに対する倫理責任」、「組織・職場に対する倫理責任」、「社会に対する倫理責任」、「専門職としての倫理責任」の4つが挙げられている。4つの倫理基準は以下の通りである。

「クライエントに対する倫理責任」とは、ソーシャルワーカーがソーシャルワークの実践を行ううえで、クライエントとのかかわり方は非常に重要であることを意味する。社会福祉士のクライエントに対する具体的な倫理責任として、クライエントとの関係、クライエントの利益の最優先、受容、説明責任、クライエントの自己決定の尊重、参加の促進、クライエントの意思決定への対応、プライバシーの尊重と秘密の保持、記録の開示、差別や虐待の禁止、権利擁護、情報処理技術の適切な使用の12項目が挙げられる。

「組織・職場に対する倫理責任」とは、社会福祉士がソーシャルワークの実践を行ううえで、クライエントの利益と所属機関の方針との間でジレンマを感じることは少なくない。そのジレンマを乗り越えていくために、最良の実践を行う責務、同僚などへの敬意、倫理綱領の理解の促進、倫理的実践の推進、組織内アドボカシーの促進、組織改革の6つを、社会福祉士が所属する組織や地域のネットワークに働きかけていく、という倫理責任がある。

「社会に対する倫理責任」とは、個人が生活しやすい社会にするためにさまざまに働きかけていくことは、社会福祉士の役割の一つである、という考え方によるものである。そのために、社会福祉士の社会に対する倫理責任として、ソーシャル・インクルージョン、社会への働きかけ、グローバル社会への働きかけの3つを定めている。

「専門職としての倫理責任」とは、ソーシャルワークの専門職である社会福祉士は、その専門性を維持、向上することが欠かせない、というものである。具体的には、専門性の向上、専門職の啓発、信用失墜行為の禁止、社会的信用の保持、専門職の擁護、教育・訓練・管理における責務、調査・研究、自己管理の8つが定められている。

「前文」、「原理」、「倫理基準」を繰り返し吟味し、統合し、実践に応用していくことが倫理綱領をブラッシュアップしていくことにもつながるのではないだろうか。

第2章　事例から学ぶ総合的・包括的なソーシャルワーク

援助を必要とする人間をめぐって、分野横断的に総合的かつ包括的な視点から、事例検討を中心に実践的に理解する。

1
児童虐待、障害者虐待、高齢者虐待、DV、ハラスメントの基本的理解を深め、事例を通して実践的に解決方法を学ぶ。

2
ひきこもり、およびその関連事象を、さまざまな支援経路を通して実際的に学び理解を深める。

3
貧困事例およびホームレス事例に関して、ソーシャルワークの視点から具体的に学びその理解を深める。

4
ハンセン病の隔離政策に関して、「ソーシャルワーク専門職のグローバル定義」に即して学ぶ学生の事例を検討する。

5
寝たきり高齢者、認知症高齢者、それぞれの定義と実際を、事例検討を経て具体的に理解する。

6
終末期ケア該当者へ多職種協働と家族支援の視点から援助活動を進めた事例を、具体的に検討する。

7
災害時支援活動に加わった医療ソーシャルワーカーの事例を検討する。

8
外国人支援に関して、多文化共生社会の視点から、ソーシャルワーカーがかかわった事例を挙げ、理解を深める。

9
自殺対応におけるソーシャルワーカーの役割に関する事例を、具体的に検討する。

10
危機介入アプローチの視点の実際を、事例を通して具体的に理解する。

1. 児童虐待

A. 児童虐待の現状と予防施策について

[1] 児童虐待の現状

　2022（令和4）年9月、子どもが親などから虐待を受けたとして、全国の児童相談所が相談を受けて対応した件数は前年度、20万7,000件余りで過去最多を更新したことが厚生労働省から報告された。同年度に、18歳未満の子どもが、親などの保護者から虐待を受けたとして、全国の児童相談所が相談を受けて対応した件数は、速報値で20万7,659件。内訳として最も多かったのが、子どもの前で家族に暴力を振るうなどの「心理的虐待」で、12万4,722件と全体の6割を占め、殴るなどの暴行を加える「身体的虐待」が4万9,238件。育児を放棄する「ネグレクト」が3万1,452件。「性的虐待」が2,247件。虐待の対応件数は、統計を取り始めた1990（平成2）年以降、増加傾向が続き、2021年度も前の年度より2,615件増加しており、過去最多を更新した。厚生労働省は「関係機関と連携を強化する中、児童相談所への通告が増え続けている。今後も連携し、虐待に至る前に予防するなど、子どもの命を守る取り組みを強化していく」としている。同省は、2020（令和2）年度に、親などから虐待を受けて死亡した子どもの、専門家による検証結果を公表した。それによると、同年度に親などから虐待を受けて死亡した子どもは、心中を除くと全国で49人。内容別では、「ネグレクト」が22人、「身体的虐待」が21人、「不明」が6人。このうち、「実の母」から虐待を受けていたのが29人で、全体の60％近くを占めた。年齢別では、「0歳」が32人と最も多く、次いで「3歳」が4人、「4歳」が3人。また、「0歳」のうち、月齢0ヵ月の新生児は16人だったが、このうち5人が児童相談所や市区町村など、関係機関の関与がなかった。検証結果では、虐待の予防や早期発見のために、妊娠や子育てに関した相談がしやすいようSNS等を活用することや、相談を受ける際は、匿名性を維持しながら信頼関係を構築し、必要なサービスの提供につなげていくことなど、妊娠期から、途切れることのない継続的な支援を必要としている保護者への相談体制を強化すべきだと提言している。

［2］ 児童虐待の定義と分類

　2000（平成12）年5月、**児童虐待防止法**が成立、同年11月に施行され、2004（平成16）年、2008（平成20）年、2009（平成21）年には同法が改正された。

> **第1条**　この法律は、児童虐待が児童の人権を著しく侵害し、その心身の成長及び人格の形成に重大な影響を与えるとともに、我が国における将来の世代の育成にも懸念を及ぼすことにかんがみ、児童に対する虐待の禁止、児童虐待の予防及び早期発見その他の児童虐待の防止に関する国及び地方公共団体の責務、児童虐待を受けた児童の保護及び自立の支援のための措置等を定めることにより、児童虐待の防止等に関する施策を促進し、もって児童の権利利益の擁護に資することを目的とする。

　改正法によって、同居人による虐待の黙認、また児童の前での配偶者間暴力、児童への被害が間接的に行われている場合においても**虐待**とみなされることが新たに規定された。

> **第6条1項**　児童虐待を受けたと思われる児童を発見した者は、速やかに、これを市町村、都道府県の設置する福祉事務所若しくは児童相談所又は児童委員を介して市町村、都道府県の設置する福祉事務所若しくは児童相談所に通告しなければならない。

［3］ 児童虐待における援助の目的

　児童虐待における援助の目的は、家族機能の再生と親子関係の再構築にある。2001（平成13）年から児童虐待にかかわる保護者に対して、**児童相談所**が中核となり、「**カウンセリング強化事業**」を実施するとともに、2004（平成16）年から児童養護施設、乳児院、情緒障害児短期治療施設（現在の児童心理治療施設）、児童自立支援施設の全施設に「**家庭支援専門相談員（ファミリーソーシャルワーカー）**」を配置した。また、地域とのネットワークの構築と関連機関との連携を強化するため「要保護児童対策地域協議会」が法定化され、関係機関の実施状況、連絡調整の総括のため「児童虐待・思春期問題情報研修センター」が設置された。

B. 児童虐待を防止するための日常生活での保護者への対応

　専門職として親が虐待に至らないよう予防するためにも、より深いコミュニケーション力が必要となる。特に専門職として、親と会う前の心構えとしては、親が「子どもにせざるをえない」という気持ちをしっかりともつこと、また細やかな配慮と客観性、冷静な判断力が必要となる。それで

児童虐待防止法
正式名称は「児童虐待の防止等に関する法律」。

児童虐待を受けたと思われる児童
通告対象となる児童について、児童虐待防止法（2000〔平成12〕年）では、「児童虐待を受けた児童」に限定されていたが、2004（平成16）年には「児童虐待を受けたと思われる児童」とされ、虐待の確証がない場合においても全国民において通告義務があることを規定した。

家庭支援専門相談員
早期に入所児童を家庭復帰させるための支援を行う。また入所前から退所後のアフターフォローにいたる総合的家庭復帰調整を行うソーシャルワーカー。専門職者としての気持ち、虐待を受けている子どもの親への専門職者としてのアプローチは「〜せざるをえない」という気持ちでかかわることが大切。まずは親の気持ちに寄り添いながら、心の中に抱えている悩み、不安等をそのまま出してもらう。そのうえでどのような援助が考えられるのかを親と一緒に探していく。

は、まず身近な例題を通じて、子どもの立場を受容・共感するコミュニケーションの基本姿勢を学ぼう。次に、この基本姿勢を通して、保護者への対応方法を考えてみよう。

事例1　子どもの今の気持ちに寄り添うこと

　明日から期末テストが始まる。中学校2年生のA君は夕食後テレビゲームを始めた。前回の中間テストは振るわず、母親から小言をたくさん言われて、うんざりしていた。母親が、子どもが今やっているテレビゲームの前に行き……、どのような対応が考えられるだろうか。目的は子どもが明日のテスト勉強への意欲を高め、自ら机に向かうようにすることが基本的なかかわり方である。

問題

(1) 子どもの今の心理状態を言葉で表してみよう。

(2) 母親の今の心理状態を言葉で表してみよう。

(3) あなたが母親ならば、子どもにどのようなかかわりをもち、明日からのテストに向けて勉強する意欲を高めていくだろうか。

(4) 母親は子どもと話す前にどのような**気持ちの準備**をすればよいか。

(5) この事例1に対して、**具体的な子どもへの対応**を考えよう。

考察

①子どもが今、「ゲームをやって楽しい」、「前からのゲームデータの続きで、今日は全部クリアーしたい」、「明日からの試験から逃れたい」と感じている気持ちをくみ上げ、理解しながら、実際にはどうなのかを推測することが大切である。「明日からテストでしょ。いつまでゲームをしているの、早く勉強しなさい」、「また前のテストみたいな悪い点数とっても知らないわよ」というように、母親の感情をそのまま伝えることは、かえって子どもの心にマイナスの感情を植えつけてしまう可能性がある。特に前回の結果を今の状態に重ねることは、問題の焦点をぼかしてしまうだけでなく、子どもの感情を以前の状態に戻してしまう可能性がある。子どもからは「今やろうと思っていたのに、お母さんが言うからやめた」と反撃されるのがオチであろう。明日からのテストに向かう子どもの意欲を高める「気づき」を促すことが大事である。つまりは、親の子どもに対する「**見通す力**」によって子どもが自主的に勉強するか、泣きながら勉強するかはこちらのもっていき方ひとつにかかっていると考えられる。結果は、勉強することであり、その勉強に向かう子どもの表情が見えていないことが多い。

②人の中には自分自身の心のテリトリーがある。この領域には自分そのも

諭し方のルール
①ゆっくりと話す。
②怒りすぎない（相手がどの程度、そのことについて後悔しているのかを表情、言動から考察する）。
③前にあったこと（前にもお母さん言ったでしょ）を今、重ねて追加しない。
④感情をぶつけない。

気持ちの準備
①時々ゆれる今の感情を客観的に捉える。
②周りとの環境が感情に与える影響とその行動との関連性を考察する。
③子どもに対する親の想いを考える（子ども観・子育て観）。
④日ごろからどのように子どもと接しているのかを考える。
⑤子どものさまざまな感情を受け入れられるだけの余裕が自分自身にあるのかを考える。

具体的な子どもへの対応
①子どもが今楽しいという気持ちを受容する（自分自身の感情を横に置いておく）。
②楽しいという気持ちと保護者の思いを重ね、言葉で伝える（楽しいという感情を共感、伝達する）。
③子どもと同じゲームを実際にやってみる（楽しいという感情を動作で共有表現する）。
④母親の想いをゆっくりと伝える（言い過ぎないように、基本は子どもが「そうだ」と自分で気づくこと）。
⑤約束をさせる（ゲームを5分ほどしてから、次へのステップを伝える。勉強など）。
⑥明日のテストへの導入（一緒に勉強する場所に行き、一緒にやってみる。軌道に乗れば離れる）。つまり、相手に余裕を与えて今を変化させる方法になる。

子どもの表情
勉強に向かう子どもの表

14

のが存在し、その時々の感情のゆれ幅が言動の起因となる。相手の心の領域を自分自身の中に取り込んでコミュニケーションを図るのか、それとも相手の心の領域に入っていってコミュニケーションをとるのかで受容と共感のバランスが図られる。

事例2　親の気持ちに寄り添うこと

　B君は、保育園に通う5歳の男の子。日頃はみんなと一緒に遊んでいるが、この数日、1人でいる様子が報告された。また、同じ服を2日間着ていたこと、母親が担任を避けている様子も観察を行ううえで新たに追加された。担任が母親と面談することになり、仕事帰りに時間をとってもらった。

考察

　具体的には、「お母さん、何かご心配なことがあるのでは……。いつも明るいお母さんがこの数日、表情が曇っているように見え心配しています。子どもさんもお母さんと同じような状況で、あまりお友達とかかわろうとしなくて心配なのです」、または「お母さん、毎日、一生懸命子どもと向き合っておられるのですね、自分自身がストレスでいっぱいになっても、生活と子どもを育てることに日々時間を費やしておられるのですね」というように、保護者を責めずに、まずは別な視点からアプローチ（親の表情を言葉に変えて伝えること）をする。親はわが子を自分のイメージする子ども像にあてはめ、子どもを操作しようとして袋小路に入ってしまうことが多い。子どもはある時期、親の言うことを理解はしながらも受け入れることが難しくなる。このときに親が今までと同じかかわり方をしていることで、子どもとの距離が乖離してしまうことが多い。**親への反発**を子どもの成長の一過程と受けとめ、今までのようなかかわり方ではなく、親自身も子どもの成長とともにかかわりを変化させていく必要がある。つまり、子どもを育てることは、子どもと一緒に自分が成長する過程を実感することにある。②**追い詰められた母親**の心理、苦悩を受容・共感しながらじっくりと話を聴くことが大切である。時間をかけ、自省を促しながら自分自身を取り戻す援助をする。「自分だけが」という気持ちにさせないことが重要である。虐待をしている感覚が薄く、懸命に子育てをする自分自身を正当化する傾向があるので、子どもを擁護する機関と連携をとって、チームで取り組むことが大切となる。地域全体で親を支え、いつでも気軽に相談できる体制を整え、安心感を抱かせるシステムの構築が今後の課題である。

情が今後の意欲ある力を高めていくとともに自己肯定感をさらに拡げる。何に対してもこの自己肯定感の力がモチベーションを高め、やる気へと変わる。

第1反抗期（いやいやするする期、自己主張期、飽きる期）

子どもが3歳ぐらいになると自己主張が強くなる。3歳までは、親の言うことに対して泣くことでしか対抗できないが、3歳を過ぎる頃、何らかの形で自己主張を始める。親は、3歳までは言ってきかせていたのがさらに強い口調と態度で威圧するようになる。またすぐに飽きるということも特徴である。1つのことよりも広く興味をもち、すぐに体験をしてみる積極的な思考行動が多い時期である。つまり、この時期はまず親が子どもの言動をしっかりと受けとめ、「親と子どもが一緒に経験すること」で子どもは自分自身で納得できる道筋ができるようになる。

虐待をしている保護者

虐待を受けている子どもの保護者の特徴としては、自己否定的（自己評価が低い）で被害者意識が強く人間関係をうまく結べない。社会的に孤立しているように思える（近隣関係を含めて）。父親の放任、父親との不仲、姑からのストレスなどを含めた家族内での人間関係のストレス、マニュアルに依存しがちな性格、自分自身の子ども観・母親像が固定しすぎて、周りとの教育的状況を比較し、敏感になってしまう。生活上の経済的な問題を抱えている。子ども自身の問題行動によるストレス、親自身の精神的な疾患を抱えている、親自身が子どもの頃に虐待を受けた経験をもつことが多い。

2. ドメスティック・バイオレンス

A. ドメスティック・バイオレンス（DV）の本質的理解

［1］ ドメスティック・バイオレンス（DV）とは

DV
domestic violence

DV 防止法
正式名称は「配偶者から
の暴力の防止及び被害者
の保護等に関する法律」。
2001（平成13）年に「配
偶者からの暴力の防止及
び被害者の保護に関する
法律」が施行され、前文
には配偶者からの暴力
は、犯罪となる行為も含
む重大な人権侵害である
こと、人権の擁護と男女
平等の実現を図るために
は、配偶者からの暴力を
防止し、被害者を保護す
るための施策を講じるこ
とが必要であることが明
記された。その後2004
（平成16）年、2007（平成
19）年、2011（平成23）
年に改正がされてきた。
2024（令和6）年4月施
行となる改正では、保護
命令制度が拡充される。

デート DV
交際相手に対するDV。
恋人に対し暴力を振るっ
たりや思い通りにしよう
と支配（コントロール）
すること。

ドメスティック・バイオレンス（以下、DV）とは、親密なパートナー
に対して、暴力やコントロールを用いる強圧的、支配的行動のパターンで
ある。**DV 防止法**は、主に夫婦間の暴力が対象であるが、恋人に対する**デ
ート DV** も生じている。DV は親密な関係において起こり得るため、性別
にかかわらず被害が見られる。一方で、女性の被害率のほうが高く、また
事件化されるような激しい暴力の被害者も女性が圧倒的に多く、力の差や
ジェンダー不平等を背景にした女性に対する暴力という側面が強い。

［2］ 暴力の種類・特徴

DV の暴力の種類は、身体的暴力、精神的暴力、経済的暴力、社会的暴
力、性的暴力、子どもを使った暴力などがある（**図2-2-1**）。それらを複合

図 2-2-1　暴力の種類[(1)]

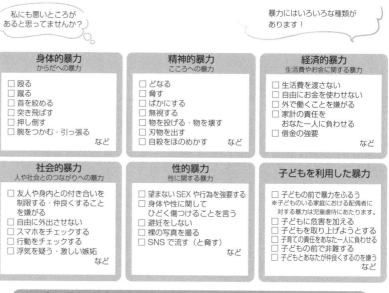

出典）増井香名子『あなたへのメッセージ　大切なあなたのために—絵と図でみる・知
　　　るDV（第1版）』2022.（面接ツール）

16

させ、加害者は被害者を支配する。特徴として、暴力や支配−被支配の関係は外から見えにくいこと、継続して受けると被害者の健康や自分らしさが奪われること、関係から離れたあとも暴力や支配を受けた**トラウマ**の影響が見られることがある、などが挙げられる。

[3] DV のサイクル

DV には一般的にサイクルがある（**図2-2-2**）。大きな暴力が起こる「爆発期」の後に、加害者が別人のようにやさしくなったり謝ったりするという「ハネムーン期」が見られる。しかし、「ハネムーン期」は長くは続かず、加害者がイライラした様子を見せる「緊張期」がくる。大きな暴力がない「緊張期」にも相手を怒らせないように被害者は顔色や機嫌をうかがわなければならなくなり、疲弊し、自分らしさが奪われていく。そして再び暴力が起こる「爆発期」になる。これは加害者が回すサイクルであるが、被害者は「ハネムーン期」の加害者の姿に「本当は優しい人」、「やり直せるのではないか」という期待をもち、離別の決意が難しくなる。

図2-2-2　DV のサイクル[1]

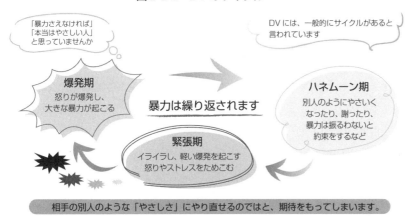

出典）増井香名子『あなたへのメッセージ　大切なあなたのために──絵と図でみる・知る DV（第1版）』2022.（面接ツール）

B. ソーシャルワークの視点とポイント

[1] 加害者と同居中の被害者の面接

ソーシャルワーカーは多様な**ステージ**の DV 被害者や家族に出会う[2]。事例を示しつつ、支援の視点を確認する。

（1）事例

A さん（32歳・女性）は、5歳年上の夫と8年前に結婚し、小学2年

トラウマ
trauma
心的外傷。強い衝撃と恐怖を伴うような出来事、自分で対処できない圧倒的な体験をしたことによる心の傷。トラウマ（心的外傷）体験による精神的な変調をトラウマ反応と言う。

ステージ
物理的ステージ（加害者と同居、一時避難、別居初期、別居時間経過後）と心理的ステージ（被害者の離別の意思の有無）をマトリックスにした「DV 被害者支援のためのステージモデル」が示されている[1][2]。

17

生の長女と5歳の長男の4人家族。長女妊娠中より夫から暴力を受けている。本人の様子を心配したパート先の上司から市役所に相談に行くように勧められた。「夫の暴力のことで相談したいんですが」と不安そうに窓口を訪ねたAさんと、**女性相談支援員**である社会福祉士Bさんは面接をすることになった。

（2）面接のポイント―本人の世界を理解する・ストレングスに着目する

相談では、客観的状況と主観的認知の両方を意識して被害者から聴くことでクライエントの"今いる世界"が理解しやすくなる。客観的状況とは、「いつ、どこで、誰が、どのくらい、どのように、何があった」という「事実や起こっている事象」であり、DVの場合、暴力被害の事実や家族関係、生活状況、子どもの状況などの事実である。主観的認知とは、本人の認識や捉え方のことである。DVの場合、「たいしたことではない」など状況の過少評価や、「お前が悪い」と言われながら暴力や支配を受けることで認知が歪められ、「私が悪い」と語られることも多い。対応する際は、相手との離別を強いるのではなく、本人の希望や思いを聴くこと、生活や子育ての工夫、努力を尋ねることなど**ストレングス**に着目することが重要である。

（3）面接のポイント―自身に何が起こっているのかの理解を促進する

「たいしたことではない」、「私が悪い」と認識し、混乱を抱えている被害者がDVに関する基本的な知識・情報を得ることは、自分に起こっている出来事を客観視することにつながる。そのため暴力の種類やDVのサイクルなどを説明することが重要である。知識を得て、自分が感じている辛さや混乱の理由を知ることは、自分自身を取り戻す一歩となる。またDVは複雑な問題であり、加害者と離別を決めるには時間がかかることが通常である。そのため被害者が孤立しないように、支援者がつながり続けることが重要である。子どもがいる場合は、子どもの所属機関等とも連携し、子どもの安全をモニタリングすることや子育て支援も求められる。

［2］離別に向けた一時避難

（1）事例の続き

DV防止法による一時保護
DV防止法には、緊急時における安全の確保および一時保護が規定されており、被害者とその同伴する家族（子ども等）を女性相談支援センター（旧婦人相談所）が一時保護（もしくは、委託）を実施する。

母子生活支援施設
児童福祉法38条に定められ、18歳未満の子どもを養育している母子家庭、または何らかの事情で離婚の届け出ができないなどの母子家庭の準じる家庭の女性が、子どもと一緒に入所し生活する施設。DVを理由とした入所が多い。

Aさんの相談を継続していたところ、夫が子どもにも手をあげたこと、子どもが夫のことを怖がるようになったことから、このままではいけないという思いをもつようになり、離別の決意に至った。そこで、Bさんは母子で**DV防止法による一時保護**につないだ。3週間の一時保護の後、**母子生活支援施設**に入所することになった。

（2）避難へ向けた支援のポイント

　被害者が加害者と離別したい考えに到ったとしても、方法がないと離れることはできない。安全の担保や生活の場の確保のために、社会資源を駆使したソーシャルワークが重要である。たとえば、安全を確保するためには**保護命令**制度がある。避難が必要な場合、**女性相談支援センター（旧婦人相談所）**の一時保護の利用が可能である。一時保護はあくまでも短期間の利用であるため、その後の生活の場を相談者と共に検討することが重要となる。

［3］加害者と別居・離別後の支援の重要性

（1）事例のさらなる続き

　母子生活支援施設に入所して3ヵ月。Aさんは新たなパートの仕事を始めた。一方で、暴力を受けている感覚が突然よみがえるなどの症状が見られ、**PTSD**と診断された。また、これから行う離婚手続きが不安だと感じている。長女は小学校への行き渋りがあり、長男は保育所で友だちに暴力的になることがあり、子育てにも悩んでいる。

（2）加害者と別居・離別後の支援のポイント

　加害者と別居すると、日常的に直接的な暴力や虐待を受けるリスクは下がる。しかし、新しい生活を構築していくことは大変である。また、暴力や虐待を経験した被害者や子どもに、その後心身の影響が表出することは多く見られることであり、**トラウマインフォームドケア**の視点が重要である。

　加害者と別居・離別後には、新しい生活の安定を図っていく支援、安全確保や離婚手続きなどにより相手との関係の線を引くための支援、心理的ケアやトラウマから回復を図る心理的支援、また、子どもがいる場合は、子育て支援、子どもの状態像を理解した子ども一人ひとりへの支援など、多様な支援の提供と多機関連携が重要となる。

注）

(1) 増井香名子『あなたへのメッセージ　大切なあなたのために—絵と図でみる・知るDV（第1版）』2022.（面接ツール）
(2) 増井香名子『DV被害からの離脱・回復を支援する—被害者の「語り」にみる経験プロセス』ミネルヴァ書房，2019.

保護命令
DV防止法に定められている。被害者が地方裁判所に申し立て、裁判所が加害者の接近禁止命令などを決定する。配偶者暴力相談支援センターでは申し立て支援を行う。

女性相談支援センター（旧婦人相談所）
2024（令和6）年4月に施行される「困難女性支援法」に規定され、売春防止法に基づく婦人相談所から名称変更される。

PTSD
心的外傷後ストレス障害。暴力や虐待、重大な事故、災害など精神的衝撃を受けるトラウマ（心的外傷）体験に晒されたことで生じる、社会生活や日常生活の機能に支障をきたす特徴的なストレス症状群。

トラウマインフォームドケア
trauma-informed care
多くの支援者がトラウマやその影響に関連する知識や基本的な対応を理解し、普段支援している人の現在の心理面や行動上の困難が「トラウマ反応に起因するものであるかもしれない」という視点をもって支援すること、また、クライエントが自身に生じている影響や対応を知り、コントロール感を取り戻すエンパワメントにつながる支援を提供すること。

3. 障害者虐待

A. 障害者虐待防止法の概要

障害者虐待防止法
正式名称は「障害者虐待の防止、障害者の養護者に対する支援等に関する法律」。

障害者権利条約（障害者の権利に関する条約）
前文と本文50ヵ条からなる。障害の社会モデルを反映しており、障害者差別に合理的配慮の否定を含んでいる。日本政府の公定訳では「障害者の権利に関する条約」とされている。

養護者
障害者を現に養護する者で、障害者福祉施設従事者等および使用者以外の者を指す。

障害者福祉施設従事者
障害者支援施設、独立行政法人国立重度知的障害者総合施設のぞみの園が設置する障害者福祉施設、障害福祉サービス事業、一般相談支援事業、特定相談支援事業、移動支援事業、地域活動支援センターを経営する事業、福祉ホームを経営する事業、障害児通所支援事業、障害児相談支援事業に係る業務に従事する者を指す。

使用者
障害者を雇用する事業主、事業の経営担当者等を指す。

2011（平成23）年、**障害者虐待防止法**が制定され、2012（平成24）年施行された。2007（平成19）年に国が署名した**障害者権利条約**への批准に向けた国内法整備の一環として制定された。この法律は1条において「障害者に対する虐待が障害者の尊厳を害するものであり、障害者の自立及び社会参加にとって障害者に対する虐待を防止することが極めて重要であることに鑑み、（中略）障害者虐待の防止、養護者に対する支援等に関する施策を促進し、もって障害者の権利利益の擁護に資する」ことを目的としている。

2条では、障害者を「障害者基本法第2条第1号に規定する障害者」としている。つまり「身体障害、知的障害、精神障害（発達障害を含む）その他の心身の機能の障害がある者であって、障害及び社会的障壁により継続的に日常生活または社会生活に相当な制限を受ける状態にあるもの」を対象としている。

また、障害者虐待を、①**養護者**による障害者虐待、②**障害者福祉施設従事者等**による障害者虐待、③**使用者**による障害者虐待の3つに分けている。

障害者虐待の種類としては①**身体的虐待**（暴行、拘束等）、②**性的虐待**（わいせつ行為等）、③**心理的虐待**（暴言、拒絶的な対応、心理的外傷を与える言動等）、④**放棄・放置**（著しい減食、長時間の放置等）、⑤**経済的虐待**（障害者の財産を不当に処分する、障害者から不当に財産上の利益を得る等）が挙げられる。これらの行為については、3条において「何人も、障害者に対し、虐待をしてはならない」と明確に禁止されている。

B. 障害者虐待の現状

[1] 養護者による障害者虐待の現状[1]

2021（令和3）年度の養護者による障害者虐待の相談・通報件数は7,337件あり、2020（令和2）年度から増加した。そのうち虐待であると判断されたのが1,994件、非虐待者数は2,004人といずれも前年度より増加した。被虐待者は男性が33.5％、女性が66.5％、障害種別としては知的

障害が45.7%、精神障害が41.7%、身体障害が18.3%である。身体的虐待が最も多く67.8%、次いで心理的虐待が31.0%となっている。虐待者の続柄としては、父25.1%、母23.1%、夫16.8%、きょうだい10.9%の順になっている。

［2］障害者福祉施設従事者等による障害者虐待の現状[1]

2021（令和3）年度の障害者福祉施設従事者等による障害者虐待の相談・通報件数は3,208件あり、2020（令和2）年度から増加した。うち虐待判断件数が699件、被虐待者数は956人と前年度より増加している。被虐待者は男性が66.4%、女性が33.6%である。被虐待者の障害種別は、知的障害72.9%、身体障害16.5%、精神障害15.3%となっている。なお虐待者の職種としては生活支援員が最も多く37.2%となっている。

［3］使用者による障害者虐待の現状[2]

2021（令和3）年度の使用者による障害者虐待の通報・届出のあった事業所数は、2020（令和2）年度と比べ3.7%減少し、1,230事業所となっている。虐待判断件数は前年度より2.2%減少し392事業所、被虐待者数は前年度より0.8%増加し502人となった。虐待種別では、経済的虐待が77.6%と最も多く、次いで心理的虐待が11.3%、身体的虐待が5.9%となっている。虐待を行った使用者の内訳として、事業主が最も多く85.8%、所属の上司12.2%、所属以外の上司0.3%となっている。

C. 障害者虐待への対応

［1］事例

訪問介護事業所より相談支援事業所に「虐待が疑われる」との相談が入り、相談支援事業所からA市の**障害者虐待防止センター**へ通報がなされた。すぐに事実確認として、担当者から訪問介護事業所のホームヘルパーに聴き取りが実施された。

ホームヘルパーによると、虐待が疑われるBさん（男性）は45歳、脳性麻痺のため軽度知的障害（療育手帳B1）と手足の麻痺により身体障害者手帳3級を取得している。食事や入浴、排せつ、整容等、身の回りのことは介助や声がけが必要である。父は10年前に他界しており、父親の死後は母親（80歳）と会社員である兄（50歳）と本人の3人で暮らしてきた。主な介助者は母親である。日中、どこにも行かずに家に閉じこもるBさんを母親は心配していたが、時間だけが過ぎていった。

市町村障害者虐待防止センター
①虐待を受けたと思われる障害者を発見した者からの通報の受理、虐待を受けた障害者からの届出の受理、②障害者および養護者に対する相談、指導、助言、③障害者虐待の防止および養護者に対する支援に関する広報その他の啓発活動、を行っている。

そんなときに突然母親が脳梗塞で亡くなり、兄と二人暮らしとなった。これまでＢさんの介助は母親が担ってきたため、兄はどうしていいかわからず、Ｂさんの食事は１日１食、お風呂も入らせず着替えもしなくなった。Ｂさんはみるみる痩せ、掃除が行き届かない家のどこでも排尿するようになってしまった。ますます家の中は臭く不衛生になり、それにいらだつ兄の様子をヘルパーが目撃することもあった。

ヘルパーが訪問したときは、できるだけ部屋の中を清潔にし、Ｂさんの着替え等、身の回りのことを手伝うようにした。ある日いつもと同じように着替えのためＢさんの服を脱がせたところ、背中と足に大きなあざができていて驚いた。その後も注意深く見守りを続けていたところ、背中のあざは増え、お腹にも新たなあざができるようになった。Ｂさんに確認したところ「お兄ちゃんが……痛い……怖い……」と言って顔をしかめた。これを受けて担当ヘルパーは所属機関に報告、相談支援事業所に相談するに至った。

［2］ 事例のポイント

まず１つ目に、養護者による虐待は密室での行為となるため表に出にくい。Ｂさんのように日中活動の場が確保されていないケースでは、なお発見が難しくなる。そのため家に出入りするホームヘルパーや訪問看護の看護師等は、本人や家の中に変化がないか注意深く観察することが求められる。

２つ目に、家族の変化である。Ｂさんは以前と変化がなくても、主な介助者であった母親が亡くなり、予期せず兄が介助者となった。このような家族の変化により、これまでの生活が破綻することは多い。特に介助者の加齢や病気は、介助される障害者の生活に大きな影響を及ぼすため、日頃から誰か一人が介助のすべてを背負う仕組みを見直すことが重要となる。そのため障害福祉サービスやインフォーマルサービスなど、あらゆる社会資源をいかに活用するかを考えていきたい。

３つ目に、障害者の「できない」と「やらない」の線引きの難しさである。特に日頃Ｂさんと接してこなかった兄にとって、Ｂさんの生活態度は「これくらいのこともやらないのか」と映ってしまうこともある。介助者が障害を正しく理解することが、適切な介助の第一歩となる。

注）
(1) 厚生労働省ウェブサイト「令和３年度都道府県・市区町村における障害者虐待事例への対応状況等（調査結果）」2023.
(2) 厚生労働省ウェブサイト「『令和３年度使用者による障害者虐待の状況等』の結果を公表します」2022.

4. 高齢者虐待

A. 高齢者虐待の事例

　Ａさん（90歳・女性）は、20年前に夫と死別して以来、52歳の独身の長男と２人で生活している。５年前から認知症の症状が現れ始め、それまでは長男との関係も良好であったが、建設作業員の長男は、母親の世話をする気はないようであった。地域担当の民生委員ＢさんがＡさん宅を訪問し、長男の在宅時には社会福祉サービスの利用を勧めていたが、長男は自分ができるだけ面倒をみるから必要ないということであった。Ｂさんは、**地域包括支援センター**の社会福祉士Ｃさんに相談した。Ｃさんの調べで、近所の人からは、Ａさんと長男が言い争う声が時折聞かれたり、長男が泥酔して深夜に帰宅することも多くなってきたという情報を得た。ある日、Ａさんが裸足で外を歩いているところを近所の人が発見、Ｂさんに電話があった。Ｂさんが駆けつけてみると、Ａさんの右頬には殴られたようなあざが見られた。Ｂさんは市役所高齢福祉課に連絡、Ｃさんは、Ａさん宅に行き、状況を確認したうえでＡさんを市立総合病院で検査することにし、市内の特別養護老人ホームに**措置入所**の手続きをとることにした。その後の調べでは、長男は、酒に酔って時折Ａさんに暴力をふるっており、Ａさんの年金を勝手に引き出して、酒やギャンブルに充てていた。

B. 高齢者虐待への法的対応

　高齢者に対する虐待については、2005（平成17）年11月に制定され、翌年４月から施行された**高齢者虐待防止法**により、本格的に法的救済の基盤整備が行われることになった。

　この法律の２条４項の定義では、高齢者虐待を、以下の５つに分類している。

①高齢者の身体に外傷が生じ、又は生じるおそれのある暴行を加えること（身体的虐待）。

②高齢者を衰弱させるような著しい減食又は長時間の放置等、養護を著しく怠ること（ネグレクト）。

③高齢者に対する著しい暴言又は著しく拒絶的な対応その他の高齢者に著

地域包括支援センター
2005（平成17）年の介護保険法改正によって設けられた、地域住民の保健医療の向上、福祉の増進を包括的に支援するために市町村が実施主体となって運営している機関。社会福祉士、保健師、主任介護支援専門員が配置されている。権利擁護事業として、社会福祉士が虐待をはじめとした困難事例などの対応を行っている。

措置入所
通常は介護保険制度による施設入所が一般的であるが、虐待などで介護保険の諸手続きによるサービス利用が困難な場合、市町村は、特別養護老人ホームなどへの施設入所を措置決定することができる。

高齢者虐待防止法
正式名称は「高齢者虐待の防止、高齢者の養護者に対する支援等に関する法律」。

ネグレクト
neglect

23

しい心理的外傷を与える言動を行うこと（心理的虐待）。

④高齢者にわいせつな行為をすること又は高齢者をしてわいせつな行為を
させること（性的虐待）。

⑤高齢者の財産を不当に処分することその他高齢者から不当に財産上の利
益を得ること（経済的虐待）。

　高齢者虐待を受けたと思われる高齢者を発見した者は、生命や身体に重
大な危険が生じている場合は、速やかに市町村に通報しなければならない
という義務がある。また、市町村には、養護者による高齢者虐待の防止お
よび虐待を受けた高齢者の保護のため、高齢者および養護者に対して、相
談、指導、助言を行うことが課せられている。

　高齢者虐待の通報を受けた市町村は、事実を確認するとともに、**地域包
括支援センター**その他関係機関、民間団体などの「**高齢者虐待対応協力
者**」との連携協力体制をもとにその対応を協議し、老人短期入所施設への
入所など一時的な保護、居室の確保、立入調査などを実施することになる。
その際、必要に応じて警察署長に対して援助要請ができることとされ、虐
待を行った養護者と高齢者との面会を制限することができる。

　また、要介護施設従事者に対しては、そのサービス提供を受ける高齢者
およびその家族からの苦情の処理の体制の整備を行い、従事者の行う虐待
に対しても、市町村への通報義務や高齢者の保護などが規定されている。

　加えて、国および地方公共団体は、高齢者虐待の防止および虐待を受け
た高齢者の保護ならびに財産上の不当取引による高齢者の被害の防止およ
び救済を図るため、**成年後見制度**の周知のための措置、成年後見制度利用
の経済的負担の軽減のための措置などを講ずることにより、成年後見制度
が広く利用されるよう努めなければならないとされている。

C. 高齢者虐待へのソーシャルワーク

　高齢者虐待は、家族による暴力や介護放棄等の存在は知られてはいたが、
ソーシャルワークの実践は始まったばかりである。当然のことながら、物
的な社会資源が充実している都市部と比較すると、農山村地域は、物的な
社会資源が相対的に不足しているものの、家族との同居率の高さや相互扶
助的な地域内の人間関係の結びつきが残っているという点をプラスに評価
し、高齢者介護に積極的に活かそうとした時期があった。

　その結果、高齢者介護は、同居家族が第一義的に担うという姿勢が、社
会福祉サービスの充実とは相反するかたちとなり、特に同居率の高い地方
が、在宅介護サービスの利用の伸び悩みを招き、ますます地域格差が広が

るという状況を生み出している。

　高齢者虐待は、特に配偶者や同居している子といった養護者・介護者である家族が加害者としてかかわるケースが多く、問題が表面化せずに潜在化していたと言える。それを早期発見するニーズ発見システムが必要である。虐待ケースの多くが、長期にわたる先の見えない家族内の介護による身体的・心理的双方の疲労から発作的に引き起こされており、介護している家族についても地域社会から孤立させずに支援体制を整えていくことが重要となる。虐待の可能性につながるケースを発見した場合の通報や緊急対応への協議を速やかに実行するシステムづくりは、地域社会の**ソーシャル・インクルージョン**の実現へ大きく寄与する。なお、専門職団体である弁護士会、医師会、社会福祉士会が連携・協力し、高齢者虐待対応専門職チームを組織して、具体的な対応にあたる地域の実践例も増えてきている。

　今後は、高齢者の養護者である介護家族の休養、いわゆる**レスパイトケア**をも視野に入れた居宅支援とサービス提供が必要となる。具体的には、高齢者本人と介護家族双方の生活リズムと介護・支援の必要性を考慮した時間帯と内容の訪問介護、訪問リハビリや家族の家事や外出も考慮した通所介護、通所リハビリ、養護者の介護疲れの解消を視野に入れた短期入所の計画的利用などの実施が考えられる。**介護支援専門員**（ケアマネジャー）も、**居宅介護支援**（ケアマネジメント）の実践に、高齢者虐待の視点を忘れてはならない。

　なお厚生労働省は、2006（平成18）年に「**市町村・都道府県における高齢者虐待への対応と擁護者支援について**」（高齢者虐待防止マニュアル）を策定し、高齢者虐待の未然防止、早期発見、迅速かつ適切な対応および再発防止を目指している。最新のマニュアルは、2023（令和5）年3月に改訂されたものである。

　このマニュアルでは、国、都道府県、市町村といった行政の責務のほか、国民の責務、保健・医療・福祉関係者の責務、養介護施設の設置者や事業者の責務について言及し、そのうえでの高齢者虐待への対応を提起している。具体的には、相談・通報・届け出時の対応、事実確認から、虐待の有無の判断、行政権限の行使等について規定している。また、擁護者支援のためのショートステイ居室の確保や、養介護施設従事者等による連携・協働体制の整備が目指されており、その具体的な対応策が示されている。

ソーシャル・インクルージョン
social inclusion

レスパイトケア
respite care

介護支援専門員
ケアマネジャー。

居宅介護支援
ケアマネジメント。

5. ハラスメント

A. ハラスメントの事例

[1] 事例

　Aさんは、X社の支店で非正規社員として働いている。いずれは正社員の登用試験を受けたいと思い、上司であるB課長にも相談に乗ってもらっていた。B課長は人当たりがよく、仕事の内容なども親切に教えてくれるが、時おり頭や肩への身体接触があることが気になっていた。しかし、自分の正社員登用にも一定の影響力をもつ上司とうまくやらなければならないという気持ちから、AさんはB課長に調子を合わせ、受け流していた。

　ある日、B課長の作業を手伝っていたAさんは、2人きりの空間で急に手を握られ、大きな不安を感じた。Aさんは、意を決してB課長の上司であるC部長に相談したが、C部長は「B課長は部下の面倒見がよく、Aさんを励ますつもりだったのだろう。手を触るくらいで気にしすぎだ。そもそも、Aさんはこれまでに課長に対し親しげに接していたのだから、Aさんが誘ったようなものではないか」と言った。Aさんは「自分にも落ち度がある」と感じ、忘れようと考えたが、B課長を見るだけで動悸が激しくなり、勤務に支障をきたすようになってしまった。

[2] 経過

　Aさんは、本社にハラスメント相談窓口があることを知り、相談のメールを送った。相談員は、Aさんが相談したことで不利益になることはないことを伝え、Aさんが安心して相談できる場所を設定した。面接ではAさんの話を傾聴して感情を受けとめ、客観的事実の整理を行い、今後どうしていきたいかをAさんと一緒に検討した。Aさんは、この会社で正社員になるという希望をもっているので辞めたくないこと、行為者の謝罪や処罰を求める気はないが、B課長とは違う職場で働きたいこと、などを話した。相談員は、Aさんの希望に対して取り得る選択肢と見通しを示したうえで、Aさんの同意のもと、社内の人権委員会につなぐことにした。Aさんは、まだ不安が払拭されていない状態ではあったが、自分の思いを受けとめてもらえる場所が見つかったと感じ、少し安堵することができた。

職場
事業主が雇用する労働者が業務を遂行する場所を指し、労働者が通常就業している場所以外の場所であっても、労働者が業務を遂行する場所であれば「職場」に含まれる。勤務時間外の「懇親の場」、社員寮や通勤中などであっても、実質上職務の延長と考えられるものは「職場」に該当するが、その判断に当たっては、職務との関連性、参加者、参加や対応が強制的か任意かといったことを考慮して個別に行う必要がある[1]。

労働者
正規雇用労働者のみならず、パートタイム労働者、契約社員などいわゆる非正規雇用労働者を含む、事業主が雇用するすべての労働者を言う。また、派遣労働者については、派遣元事業主のみならず、労働者派遣の役務の提供を受ける者（派遣先事業主）も、自ら雇用する労働者と同様に、措置を講ずる必要がある[1]。なお、こうした規定に入らない就活生やフリーランスへの配慮も課題となっている。

男女雇用機会均等法
正式名称は「雇用の分野における男女の均等な機会及び待遇の確保等に関する法律」。

B. ハラスメントへの法的対応

男女雇用機会均等法11条では、職場における**セクシュアルハラスメン**トについて、事業主に防止措置を講じることを義務づけている。職場におけるセクシュアルハラスメントは、「〈職場〉において行われる、〈**労働者**〉の意に反する〈**性的な言動**〉に対する労働者の対応によりその労働者が労働条件について不利益を受けたり、〈**性的な言動**〉により就業環境が害されること」と定義されている。性的な言動に対して被害者が拒否・抵抗したことなどにより降格等の不利益を受ける「**対価型**」と、性的な言動が被害者の就業環境を不快なものにし、就業に支障が生じる「**環境型**」があるが、明確に分けられない場合もある。また、男女とも、行為者にも被害者にもなる可能性があり、同性に対する言動もセクシュアルハラスメントに該当し得る。さらに、被害者の性的指向や性自認にかかわらず、「性的な言動」であれば、セクシュアルハラスメントに該当する[(1)]。

事業主は、被害を受けた人の相談に応じるなど、雇用管理上必要な措置を講じなければならない。また、事業主に相談したり、事実関係の確認に協力したことなどにより、不利益な取扱いをしてはならない[(1)]。

C. 考察

この事例では登場人物の性別をあえて特定していないが、厚生労働省の委託調査（2020〔令和2〕年度）[(2)]によると、過去3年間にセクシュアルハラスメントを一度以上経験した割合は、女性（12.8％）のほうが男性（7.9％）よりも高い。また行為者は、「上司（役員以外）」が55.2％、「会社の幹部（役員）」が21.6％（複数回答）と、組織において上位の者が上下関係を利用して行っていることがうかがえる。Aさんは B課長の身体接触を不快に思いつつ受け流していたが、非正規社員であるAさんと上司であるB課長との間にある不均衡な力関係からみて、Aさんの行動が不合理だったとは言えない。なお、手や肩であったとしても、不必要な身体的接触は性的言動とみなし得る。さらに、AさんがC部長から「落ち度」を指摘されたことは、性的被害の際に起こりやすい**二次被害**であると言える。この二次被害の多くは性的被害に関する周囲の無知や思い込みが関係している。また、被害者に対する「**犠牲者非難**」という面もある。

事例では、Aさんとの初回の面接までが扱われているが、面接は複数回にわたることもある。相談者は不安、恐れ、傷つき、悲しみ、恥、怒り、無力感といった感情を強く抱え、また自分にも責任があるのではないかと

性的な言動
性的な内容の発言および性的な行為を指す。
①「性的な発言」としては、性的な事実関係を尋ねること、性的な内容の情報（噂）を流布すること、性的な冗談やからかい、食事やデートへの執拗な誘い、個人的な性的体験談を話すことなど、②「性的な行動」としては、性的な関係を強要すること、必要なく身体へ接触すること、わいせつ図画を配布・掲示すること、強制わいせつ行為などが挙げられる。
なお、「性的な言動」を行う者には、事業主、上司、同僚に限らず、取引先等の他の事業主またはその雇用する労働者、顧客、患者またはその家族、学校における生徒等も該当し得る[(1)]。

二次被害
性暴力やハラスメント被害に遭った後、周囲の人の対応等によってさらに精神的に傷つけられること。

犠牲者非難
他者に起こった否定的な出来事（犯罪被害、病気、被災等）に対して自業自得だと非難すること。公正世界仮説（世界は公正な場所だという心理的なバイアス）が関係していると言われる。

いう葛藤をもっていることも多い。相談員は、相談の終結まで全過程を通じて相談者を心理的にサポートすると同時に、相談者にとっての有効な対処策を検討し、生産的な意思決定を促進する。さらに、相談者の肯定的な自己概念を再構築していくことにも貢献する[3]。

D. ハラスメントの予防

　上述の職場におけるセクシュアルハラスメント以外に、職場における**パワーハラスメント**については**労働施策総合推進法**30条の2により、職場における**妊娠・出産・育児休業等に関するハラスメント**については**男女雇用機会均等法**11条の3および**育児・介護休業法**25条により、事業主に防止措置を講じることが義務づけられている。しかし、こうして法律により規定されているものは、実際に発生しているハラスメントの一部であるにすぎない。さまざまな文脈におけるさまざまな行為が「ハラスメント」と名づけられ、概念が広がりすぎていることへの批判もあるが、名づけにより問題が明確化した意味は大きく、それらが問題化された意図を汲み取っていく必要があろう。

　ハラスメントはグレーゾーンが非常に大きいという特徴がある。同じ言葉や身体接触であっても、人間関係のあり方によって異なる意味をもつうえ、言動に対する感じ方や考え方も人によって多様である。人間のもつさまざまな欲求、立場の非対称性、関係の読みちがいなどにより、誰しもが行為者となる可能性がある[4]。ハラスメントは被害者に精神的な苦痛を与え、時には人生を左右するほどの深刻さをもつとともに、コミュニティ全体、そして行為者自身にもダメージを与えるものである。問題の潜在化・深刻化を防ぐため、ハラスメントを自分ごととして理解してもらうことや、周囲の無関心な傍観者を減らしていく予防啓発活動なども[3]相談員が行える重要な活動の一つである。

パワーハラスメント
職場におけるパワーハラスメントは、職場において行われる①優越的な関係を背景とした言動であって、②業務上必要かつ相当な範囲を超えたものにより、③労働者の就業環境が害されるものであり、①から③までの3つの要素をすべて満たすものを言う[1]。

労働施策総合推進法
正式名称は「労働施策の総合的な推進並びに労働者の雇用の安定及び職業生活の充実等に関する法律」。

育児・介護休業法
正式名称は「育児休業、介護休業等育児又は家族介護を行う労働者の福祉に関する法律」。

グレーゾーンが非常に大きい
ハラスメントは多様な文脈で起こり得るが、被害を受けた人の主観のみで決まるわけではない。たとえば職場のパワーハラスメントやセクシュアルハラスメントの判断にあたり、厚生労働省は、個別の状況について総合的に考慮することや、一定の客観性の担保を求めている[1]。

注)
(1) 厚生労働省　都道府県労働局雇用環境・均等部（室）「職場における・パワーハラスメント対策・セクシュアルハラスメント対策・妊娠・出産・育児休業等に関するハラスメント対策は事業主の義務です！」厚生労働省ウェブサイト，2022，p.2，pp.7-9.
(2) 東京海上日動リスクコンサルティング「令和2年度　職場のハラスメントに関する実態調査報告書（令和3年3月）」厚生労働省ウェブサイト，2021.
(3) 杉原保史『心理カウンセラーと考えるハラスメントの予防と相談—大学における相互尊重のコミュニティづくり』北大路書房，2017，pp.113-128，pp.7-8，pp.12-13，pp.76-81.
(4) 山梨県弁護士会編『Q&Aハラスメントをめぐる諸問題—セクハラ・パワハラ・マタハラ・アカハラ・モラハラ』ぎょうせい，2019，pp.9-13.

6. ひきこもり

A. ひきこもり支援の始まりと展開

2000（平成12）年に起きた新潟女児監禁事件によって、ひきこもりに対する支援の必要性が社会的に認識された。この事件をきっかけに、メディアはひきこもりを犯罪の予備軍として印象づけた。しかし、ひきこもりやその家族の多くは支援が必要であり、「10代・20代を中心とした『社会的ひきこもり』をめぐる地域精神保健活動のガイドライン」[1]では、ひきこもりは精神保健福祉の課題であることが明記された。ひきこもりの定義は、「様々な要因の結果として社会的参加（就学、就労、家庭外での交遊など）を回避し、原則的には6ヵ月以上にわたって概ね家庭にとどまり続けている状態を指す現象概念（他者と交わらない形での外出をしていてもよい）」[2]とされている。

同時期には、若者の雇用に関する問題、特にニート、フリーターの増加が話題となり、これらの若年を対象とした政策に注目が集まった[3]。これらの一連の施策は、若者に経済的自立を促進することを目標としている。ニート対策として始まった地域若者サポートステーションを利用する者の中には、ひきこもりの若者も多く含まれており[4]、ひきこもり支援はニートやフリーター対策と不可分な状況にあった。現在、地域若者サポートステーションは、原則としてひきこもり対象の支援はしていない。しかしながら、日本の若者支援の対象者の特徴として、就労支援のみでは対応しきれない現状がある。コミュニケーションを苦手としたり、長期にわたってひきこもっていたり、発達障害や精神疾患、軽度の知的障害が疑われたり、家庭内暴力があったり、家庭の経済的基盤が脆弱であったり等々、ひきこもりか、ニートかに分けて支援をすることに有効性があるとは言えない。

さらに、ひきこもりに関する政策も進展した。2009（平成21）年に厚生労働省は「ひきこもり支援推進事業」を開始し、各都道府県や指定都市に「ひきこもり地域支援センター」を設置した。2010（平成22）年には内閣府が「子ども・若者育成支援推進法」を制定し、困難を抱える子ども・若者への支援を法律で定め、子ども・若者支援地域協議会の設置について言及した。さらに、2022（令和4）年度からは、市町村レベルでの「ひきこもり地域支援センター」の設置も拡充しており、相談支援・居場

ニート
「Not in Education, Employment, or Training」の頭文字を取った略語で、未就学、未就職、職業訓練を受けていない若者を指すことが一般的である。ニートは、社会問題としても指摘されることが多く、教育の問題、労働市場問題、心理的・精神的な問題、家庭の経済状況、社会的スキルの不足など、多岐にわたる要因が絡んでいる。

地域若者サポートステーション
働くことに悩みを抱えている15〜49歳までを対象に、就労に向けた支援を行う機関である。

ひきこもり地域支援センター
ひきこもり支援コーディネーターが、ひきこもりの状態にある方やその家族へ相談支援を行い、適切な支援に結びつける。また、地域における関係機関とのネットワークの構築や、ひきこもり支援に係る情報の幅広い提供等、地域におけるひきこもり支援の拠点としての役割を担う。

子ども・若者育成支援推進法
教育、福祉、雇用等の関連分野における子ども・若者育成支援施策の総合的推進と、ニートやひきこもり等困難を抱える若者への支援を行うための地域ネットワークづくりの推進を図ることの2つを主な目的としている。

子ども・若者支援地域協議会
ニート、ひきこもり等困難を抱える若者への支援を行うために、教育、福祉、保健、医療、矯正、更生保護、雇用その他の各分野の関係機関からなる地域におけるネットワークを指す。

所づくり・ネットワークづくりを一体的に実施する「**ひきこもり支援ステーション事業**」や「**ひきこもりサポート事業**」も開始している。

B. ひきこもりと精神疾患

　ひきこもりという行為は、自分自身を周囲から守るための防衛反応の一つであり、人間にとって必要なものであるとされる。あくまでもひきこもりは状態像であり、直接的な医療の治療対象とはならないものの、その背景には多岐にわたる精神科的問題が存在することがある[5]。たとえば、統合失調症や双極性障害などの精神病性の病態、神経症性やパーソナリティ障害、自閉スペクトラム障害、ADHD、学習障害、知的障害などが挙げられる。また、ひきこもり状態の人たちの中には、精神科の診断を受けていない者も多く含まれる。そうした未診断の者も含めて、ひきこもりの若者の7〜8割が精神医学的な問題を抱えている可能性があるとされている[6]。そのため、アセスメントにおいては、ひきこもりの背景に精神疾患の可能性があることを考慮する必要がある。

　しかし、ひきこもりの背後に精神疾患がない場合も存在することを念頭に置くべきである。精神科的治療の必要性の有無にかかわらず、ひきこもりが支援の対象となる理由は、長期間のひきこもりにより、家族以外の他者との接点がなくなることにある。人間は多くの場合、他者との接点を通じて、成長や発達に必要な力を育てていく。そのため、家族以外の対人関係の欠如は、本人の成長・発達にとって大きな痛手となり得る。また、家族からの相談の中には、本人が家族に対して暴言や暴力を振るったり、金の無心があったりするなど、自己中心的に見える言動が含まれることがある。この自己中心的に見える言動の背景には、家族以外の対人関係の欠如と、それによる成熟の困難さが本人を苦しめている可能性がないか確認する必要がある[7]。

C. 当事者や家族への支援

　ひきこもり支援は、家族の相談から始まることが多いが、上述したように、本人が家族以外の他者との接点をもつことも重要となる。そのため、各地域ではさまざまな居場所がつくられ、個別相談やグループ活動などが行われている。また、家族も相当なストレス下に置かれていることもあり、家族への個別面接や、心理教育プログラム、家族会への参加なども重要とされる。さらに、本人が相談に訪れにくい場合には、家庭訪問を中心とし

たアウトリーチ型の支援が求められる。一方で、本人たちをエンパワメントの主体として捉える視点も欠かせない。各地で本人が自らの体験を共有したり、当事者の視点から社会の課題を発信したりする活動が展開されており、そのような活動を支える地域活動も重要である。

アウトリーチ
outreach

エンパワメント
empowerment

D. 8050 問題とひきこもりの長期化・重度化

　2015（平成 27）年に始まった**生活困窮者自立支援制度**の窓口では、「8050 問題」が可視化されている。8050 世帯では、ひきこもりの子どもがいる場合も少なくない。当初、不登校を起因としてひきこもっていく若者たちが多くの場合、ひきこもりとして認識されてきた。しかし、ひきこもりの長期化・高齢化によって、中高年層のひきこもりが確認されるようになった。内閣府は 2019（令和元）年に、中高年層（40 〜 64 歳）を対象にしたひきこもりの調査を実施し、全国で推計 61 万 3,000 人いるとの調査結果を発表している[8]。さらに、ひきこもりの経緯も、不登校に見られるように学校からのドロップアウトを起因とするものだけではなく、職場でのいじめによる退職や親の介護に伴う離職などをきっかけとするケースも増えており、従来のひきこもり支援の対象者と比べ、その範囲が広がっている。これまで地域社会でひきこもり支援を中心に行ってきた事業所だけではなく、高齢者や生活困窮者へのサービスを担う事業所などと連携し、地域社会の実情に合った包括的な支援体系の構築が求められている。

8050 問題
80 歳代の親と、50 歳代の子どもの同居によって生じる、親の介護や、経済的問題、健康上の問題、親亡き後の生活など、さまざまな生活課題を指す。高齢の親が経済的に逼迫した状態で相談に訪れることが多いことも特徴である。

注）
(1) 主任研究者　伊藤順一郎「10 代・20 代を中心とした『社会的ひきこもり』をめぐる地域精神保健活動のガイドライン—精神保健福祉センター・保健所・市町村でどのように対応するか・援助するか」厚生労働省ウェブサイト，2003.
(2) 研究代表者　齋藤万比古「ひきこもりの評価・支援に関するガイドライン（厚生労働科学研究費補助金こころの研究科学事業）」厚生労働省ウェブサイト，2010.
(3) 井上慧真『若者支援の日英比較—社会関係資本の観点から』晃洋書房，2019.
(4) 社会経済生産性本部「ニート状態にある若年者の実態及び支援策に関する調査研究報告書（平成 19 年 3 月）」厚生労働省ウェブサイト，2007.
(5) 近藤直司編『ひきこもりケースの家族援助—相談・治療・予防』金剛出版，2001.
(6) Kondo, N. et al., General condition of hikikomori（prolonged social withdrawal）in Japan, *The International journal of social psychiatry* 59, 2012, pp.79–86.
(7) 斎藤環『「自傷的自己愛」の精神分析』角川新書，2022.
(8) 内閣府ウェブサイト「生活状況に関する調査（平成 30 年度)」2019.

7. 貧困

A. 事例―生活困窮に伴う貧困状態

[1] 事例紹介

　Ｆさん、45歳・女性。うつ病にて心療内科を受診している。小学校1年生の娘と中学校3年生の息子と3人でアパート暮らしをしている。病状の変動や受診のために欠勤することが多くなり、「迷惑をかけている」といった後ろめたさから勤めていた会社を自主退職した。すぐに仕事は見つかるものと考えていた。しかし、仕事が見つからないまま、雇用保険・失業給付の支給期間も終了、貯金を崩して生活費を賄っていたが所持金も底をつき始めた。今月のアパートの家賃を滞納している。頼れる親戚・知人はいない。

　見通しがつかない生活に限界を感じ始めたＦさんは、SNSで市の福祉相談窓口を見つけ、連絡をしてみることにした。

[2] 経過

　Ｆさんからの電話相談を受けたスタッフは、生活困窮者自立相談支援につなぐことが望ましいと判断した。Ｆさんに「仕事や生活費に困っている」などの困りごとに対して一緒に考える専門の相談員がいることを伝え、すぐに相談支援員との面談日時を調整した。

　市の自立相談支援に関する相談窓口に訪れたＦさんに対し、相談支援員（社会福祉士）が受容的態度で傾聴した。Ｆさんには、家賃滞納によるアパート退去のリスクが発生しており、あわせて体調も踏まえた求職先の選定が必要と考えた。さらに生活費の確保のため、**生活福祉資金**（総合支援資金、緊急小口資金）の利用も想定した。また、Ｆさんの体調不良時には中学生の兄に母親の看病と妹の世話が集中している**ヤングケアラー**の状態にあることも危惧された。

　後日、市より**住居確保給付金**の給付が決定した。その後、Ｆさん自身、体調等のコントロールが難しく、貯金もなくなり生活保護の申請に至った。兄は市が委託しているNPO法人が実施している学習支援に通い、高校進学のための受験勉強に取り組んでいる。妹は同じ建屋にある子ども食堂を放課後の居場所としつつ、兄の横で宿題をするなどして過ごしている。

生活福祉資金
低所得世帯、高齢者世帯、障害者世帯を対象に無利子もしくは低金利で資金を貸し付けて生活を経済的に支える制度。貸付資金は、総合支援資金、福祉資金、教育支援資金、不動産担保型生活資金の4種類ある。

ヤングケアラー
young carer
本来ならば大人が担う家事や家族の世話を日常的に行っている子どものことをいう。たとえば、病気などの保護者に変わって、料理、洗濯、掃除などをしている、幼い兄弟の世話をしている、障がいや病気の家族を介護しているなど、さまざまである。各々が抱える負担の重さにより、学業や友人関係などに支障がでてしまう。こども家庭庁が中心となって政策を進めている。

住居確保給付金
生活困窮者自立支援法にて必須事業に位置づけられている事業。離職により住宅を失った、またはその可能性の高い生活困窮者に対し、安定的に就職活動を行うことができるよう、有期で家賃相当額を支給する事業。

B. ソーシャルワークの視点

[1] ソーシャルワーカーとしての**姿勢**

インテーク面接において、支援基盤である信頼関係を構築し、利用者とソーシャルワーカーは協力関係のもと課題解決を図る必要がある。面接においてニーズを的確に把握するために利用者の話を丁寧に聞くとともに、自己決定を支援していく姿勢が重要となる。

この事例のように、同居の有無にかかわらず、家族も含めた支援が重要であり、続いて地域社会との関係性にも意識を向ける。場合によっては社会資源の開発も必要となるが、社会福祉専門職や社会福祉関係機関にこだわらず地域社会を見渡せば開発ではなく発掘できるものも少なくないため、地域社会を巻き込んだ支援体制を整備していくことが効果的と言える。

インテーク面接
intake
受理面接。援助過程においてクライエントが最初に援助者と出会う面接場面である。クライエントのニーズを明確にし、そのニーズを解決していくために最も適切な援助者や機関、サービスは何かなどを判断していく重要な面接と言える。

[2] さまざまな自立、依存的自立

たとえば、生活保護受給者を中心に実施されている**自立支援プログラム**における自立支援とは、単に就労による経済的自立を図ることのみを目的とした政策ではない。このプログラムで言う自立とは、経済的自立、社会生活自立、日常生活自立の3つの概念を含んだものとなっている。

日常生活における自立とは、身体的、心理的、社会的、経済的、日常生活技術的、契約的、政治的、宗教的等の側面から多様な捉え方がある。近年、自立支援という用語が多用される。法律の名称にも使用されている。しかし、各々の政策、支援対象者、支援場面によって、用語が想定している意味が異なるかもしれない。連携の場面においても、各々が発する自立が同じ意味を想定しているのか注意が必要である。

さらに地域共生社会での人と人、人と社会資源とのつながりは互いに助け合い、依存し合う関係を構築していくものとも言える。たとえば誰かのサポートを受けながらであったり、生活保護などの公的支援を受けながらであったり、地域社会とのつながりの中で人間らしい健康で文化的な生活を維持していくといった、「支援を受けながらの自立」というものにも念頭に置いた取組みが必要である。

自立支援プログラム
生活保護の実施機関が被保護者の置かれている状況について類型化を図り、経済的給付だけでなく、自立支援のための具体的支援を組織的に実施する。

[3] 制度の目的に沿った活用

貧困問題は単に経済的支援をすれば解決できるといった単純なものではない。貧困状態に直面する人びとは複数の生活課題を抱えていることがある。課題の解決にはその状態に陥る過程において、適宜、適切なアプローチをすることが有益となる。

2013（平成25）年に成立した**生活困窮者自立支援法**による生活困窮者の定義は、「就労の状況、心身の状況、地域社会との関係性その他の事情により、現に経済的に困窮し、最低限度の生活を維持することができなくなるおそれのある者」である。定義にある通り、最低限度の生活を維持することができないのではなく、「できなくなるおそれ」のある者となっている。この制度は、生活保護に陥る前の過程でアプローチする仕組みを法的に整備したものと言える。

公的保険制度が第1のセーフティネット、生活困窮者自立支援制度は第2のセーフティネット、生活保護制度が第3のセーフティネットに位置づけられている。「最低限度の生活を維持することができない」と判断される状態であれば、速やかに生活保護の申請を検討しなければならない。この制度が要保護者に生活保護を受給させないための代替策としての運用とならないように、支援対象者の置かれている状態の見極めに注意しなければならない。

［4］制度運用とワーカーの裁量

貧困問題から派生する生活課題の解決には、生活保護制度の活用が想定されることが多い。生活保護制度においては、経済的給付に加え、自立助長に向けたソーシャルワーク活動が求められる。その展開は地域社会の実情や対象者の問題状況の多様性から、運用上において**生活保護ケースワーカー**の裁量に委ねられている部分も多い。

この裁量権の行使には大きな責任と利用者の人生を左右する判断になること、公権力は市民に対して絶大な影響力をもつということを、生活保護ケースワーカーは認識しておく必要がある。

［5］重層的支援体制整備事業による地域共生社会の実現

市民は複合的で多様性のある生活課題に直面している。この生活課題による生きづらさには、1つの制度や特定の機関のみで解決できるものではなく、制度・分野ごとの縦割り体制や各々の立場にこだわらず、多様な参画者によって包括的な支援体制を構築していく視点が重要である。

ソーシャルワーカーは自身の専門性を活かしつつも、市町村のさまざまな関係部局や民間支援団体、地域住民と協働で地域づくりを進めていく視点が求められる。地域共生社会では、支援する側・される側といった立ち位置にこだわらず、誰もが地域社会とのつながりの中で生きがいをもって社会的活動に参加していける環境づくりを心がけなければならない。

生活保護ケースワーカー
福祉事務所において生活保護法に定められた職務に携わる現業員を指す。具体的には、一人ひとりのケースの相談支援を行う。社会福祉法において、現業員は社会福祉主事任用資格をもった者でなければならないと定められている。

重層的支援体制整備事業
社会福祉法の改正により、2021（令和3）年4月に施行された。市町村が「属性を問わない相談支援」、「参加支援」、「地域づくりに向けた支援」を必須にした事業展開を進めている。

8. ホームレス

A. 事例

[1] 事例紹介

　Ⅰさん、68歳・男性。河川敷の高架下に立てたビニールテントでの生活を始めて10年になる。製造業関係の会社に勤めていたが、55歳のときに会社が倒産、以後、派遣社員や日雇いとして仕事を転々としていた。しかし、58歳のときに持病の腰痛が悪化し、自主退職を余儀なくされる。その後、無収入となり、アパートの家賃滞納が続き、家主より退去を命じられ、ホームレス状態となる。ホームレス仲間の紹介で始めたアルミ缶回収により、月3万円程度（1日1,000円から1,500円程度）の収入があったが、腰痛が慢性化して思うようにアルミ缶回収ができなくなり、収入が途絶え始め、毎日の食費も賄えなくなっていた。

　市内のホームレス支援団体が行っている炊き出しで食事や日用品の提供を受けて、なんとか生活しているが、体調不良に加え、通行人からのいたずらもあり、路上生活に限界を感じ始めた。家族は40年前に離婚した元妻との間に娘が1人いるが、30年以上連絡をとっておらず音信不通の状態である。

　Ⅰさんは、炊き出しのときにもらったチラシで民間団体が開催している総合相談会が今月開催されることを知り、会場に足を運んだ。

[2] 経過

　相談会には、生活困窮者自立相談支援事業の相談員（社会福祉士）が派遣されていた。相談員は、普段のアウトリーチ支援の過程でⅠさんとは面識があった。以前からⅠさんに対して、生活保護制度の説明等も何度か行っていた。相談員は、主訴やその背景にある課題についての把握に努めた。結果、健康問題や金銭問題を抱えている様子であったので、派遣されていた保健師、弁護士にもつないだ。各々の専門的見地からの意見を聞いた結果、Ⅰさんが路上生活の継続を望んでいない、親族は支援が期待できない者として扶養照会を行わない安寧な生活を営むうえで体調の回復と衣食住の確保が必要、借金問題への対応が必要、路上生活からの脱却が必要等と判断した。その後、相談員の手配により市内の**生活困窮者一時生活支援施**

生活困窮者一時生活支援施設
生活困窮者自立支援法にて任意事業に位置づけられている事業。ホームレス自立支援法で運用されていたホームレス緊急一時宿泊事業（シェルター）やホームレス自立支援センターは、現在本事業に移行して運用されている。一定の住居をもたない生活困窮者に対し、一定期間にわたり、宿泊場所の供与、食事の提供等を行っている。また住居を失うおそれのある生活困窮者で、地域社会から孤立しているものに訪問による支援を行っている。

35

設に入所、支援調整会議にて支援決定の判断が出される。入所中には以前相談に対応した弁護士に連絡、借金問題の法的解決が図られた。

B. ソーシャルワークの視点

[1] ホームレスとその予備軍

そもそも**ホームレス**とは、「都市公園、河川、道路、駅舎その他の施設を故なく起居の場所とし、日常生活を営んでいる者」と**ホームレス自立支援法**において定義されている。しかし、近年、人びとの住まいの事情は多様化しており、ネットカフェや友人宅を転々とし、安寧な私的空間をもてないでいる者たちも、事実上のホームレス状態と言える。さらには低額所得者、被災者、高齢者、障害者、子育て世帯、さらには外国人やドメスティック・バイオレンス被害者、刑務所出所者等の**住宅確保要配慮者**も、突発的な出来事に遭遇することでホームレス状態に陥るリスクは高いと言える。

ホームレス支援として、このような予備軍にある者たちも対象に置くのであれば、ソーシャルワーカーはその過程に介入していくことで、ホームレス状態となることを防ぐ支援の視点が基本と言える。

[2] 自己解決能力を超えるホームレス問題

ホームレスの人たちは、その状態に至る過程において教育環境、就労環境、さらには情報収集環境から**社会的排除**の状態に置かれ、家庭環境やコミュニティからも社会的孤立の状態に置かれるリスクが高くなる。このような状態に陥ってしまうと、自助努力だけでは社会福祉制度や社会資源にうまく結びつかないといった場合が少なくない。また、ホームレスの人たちは本人確認書類を所持していないことも多く、住民登録が抹消されれば、さまざまな手続き、権利の行使に不都合が生じる。ホームレス問題は、住居問題に限らず、就労、保健医療、コミュニティ、家族関係、教育、借金などの多種多様な問題が複合的に絡み合い、自己の解決能力ではどうすることもできずパワーレスな状態に陥っていることが多い。ソーシャルワーカーは教育者でもなければ、法律家でもない。社会福祉専門職として伴走の視点をもってかかわる必要がある。

[3] 個人の特性を尊重したソーシャルワーク

ケースワークの原則に「個別化の原則」がある。周知の通り、人にはそれぞれ、人生の中で構築された価値観とライフスタイルがある。これらを

ホームレス自立支援法
正式名称は「ホームレスの自立の支援等に関する特別措置法」。

社会的排除
social exclusion
ソーシャル・エクスクルージョン。経済的な視点ではなく、社会関係の視点から貧困に至る過程を重視し、貧困概念よりも時間的な広がりを見せるものとなっている。

ケースワークの原則
バイステック（Biestek, F. P.）が『ケースワークの原則』（1957）という著書の中で記した。①個別化、②意図的な感情表出、③統制された情緒的関与、④受容、⑤非審判的態度、⑥クライエントの自己決定、⑦秘密保持の7原則が記されている。

尊重したソーシャルワークに留意する必要がある。ただし、「自己決定の尊重」は本人が言ったことにそのまま従うという意味ではない。一時的な感情や不安、情報不足からの言動が当事者の不利益にならないか、専門的視点から分析する必要がある。なかには自分のニーズをうまく表現できなかったり、プライベートな質問に答えることやサービス利用に伴うさまざまな手続きを煩わしく感じる人もいる。さらには家族、親戚などに連絡が届いてしまうことに不安を抱き、相談を中断し、行方不明になってしまうこともある。一旦、相談を中断してしまうと、**スティグマ**や相談機関などへの不信感から、相談に行くこと自体に拒否的な態度をとることもある。

　また地方都市においては、ホームレス状態にある人にとって活用できる社会資源が豊富にあるわけではない。法的には一時生活支援事業が明文化されていたとしても、宿泊可能な社会資源がなく、宿泊場所の供与が困難となる場合もある。だからといって、「ついこの間までホームレスだったんだから、もう少し我慢してください」といった生存権を脅かす状態を継続させることにならないように、組織的にソーシャルワークを展開できるチームとしてのアプローチ方法に、専門性を見出すことも重要である。

[4] 地域社会の一員としての自立支援

　まず、ソーシャルワークの視点として、ホームレスの人たちを地域住民の一人として捉える必要がある。当然のことながら支援の必要性を判断するうえで住民票の有無は関係ない。また、ホームレスの人たちに対してネガティブなイメージをもっている市民も少なくない。よって、地域住民に向けて、ホームレスの人たちの人権擁護に関する啓発活動も重要と言える。

　また、コミュニティとの関係が希薄化していることが多いこともあって、さまざまな事態に対応が遅れてしまうことも多い。つまり、偏見や差別意識はホームレスの人たちの安全を脅かすだけでない。ホームレス状態から脱却し、地域生活を始めるうえでの弊害となる。

[5] 多職種連携と官民協働

　近年の社会的課題に対応するために制度・政策も多様化しており、高度の専門性も求められるようになっている。よって、単に住居確保の支援や経済的給付を行うだけでは根本的解決に至らないことも多い。だからこそ、多職種連携、官民協働による支援体制の構築が求められる。なかでも、アウトリーチによって、「見えない貧困」を掘り起こし、具体的なサービスにつなげていく民間団体は重要な社会資源と言える。

スティグマ
stigma
一般には、烙印、汚点、汚名、恥辱といったネガティブな意味として用いられている。たとえば、ホームレス状態から相談に行くこと、ホームレス状態を理由に生活保護を申請することが恥ずかしいと感じたりすること。また世間から被差別的な属性として軽視されること。

9. ハンセン病

A. ソーシャルワーク専門職とハンセン病問題

[1] 事例

　社会福祉学部でソーシャルワーカーを目指す大学3年生のAさんは、実習指導の授業において、実習の事前学習として「**ソーシャルワーク専門職のグローバル定義**」について具体的な事例を用いてレポートにまとめる課題に取り組んでいる。大学1年生のときに受講した「福祉と人権」という講義で国立ハンセン病療養所の資料館の学芸員による講演を聞いたことが印象に残り、ソーシャルワーク専門職の任務のうち「**人々のエンパワメントと解放を促進する**」という点について、日本の**ハンセン病問題**を取り上げて考察することにした。

[2] ハンセン病問題に学ぶ、「隔離政策」の深刻な影響

　私たちの社会では、1909（明治42）年から施行された「**癩予防ニ関スル件**」によって、ハンセン病患者の療養所への「隔離収容」が始まった。1931（昭和6）年には同法が改正され、**癩予防法**として公布、在宅で療養していた患者も含め、全国にいるすべての患者を療養所に「隔離収容」することが可能となった。「隔離収容」の場として、公立療養所が開設され、のちに国立へと移管、全国に13の国立療養所が存在する。こんにちでは、その目的を「主にハンセン病の後遺症や、入所者の高齢化に伴う生活習慣病等に対する医療、介護を提供する」[1] としているが、かつて、患者に対する強制的な「隔離収容」が進められた場であることを忘れてはならない。2022（令和4）年5月1日現在の入所者数は927名[1] である。

　現在は、資料館が開設されている療養所もあり、地域内外からの見学者が訪れているが、大半の療養所は交通の不便な、地域社会から隔絶された場所に設置されたこともあり、長く地域社会と接点をもつことのできない場であった。

　療養所に入所した人たちは、家族への影響を考えて「園名」を使用する、結婚を認める条件として**優生手術**を受けさせられる、など、自分の人生やいのちにかかわることについて、さまざまな権利侵害を被り、重症患者を軽症患者が介護するといった状況が強いられた時代もあった。

ソーシャルワーク専門職のグローバル定義
IFSW（国際ソーシャルワーカー連盟）とIASSW（国際ソーシャルワーク学校連盟）が2014（平成26）年7月のメルボルン総会で採択した。

癩予防ニ関スル件
法律第11号。1907（明治40）年に公布。放浪生活を送っていた生活に困窮している患者を療養所に隔離することが定められた。隔離の対象は限定的であった。

優生手術
療養所内での出生を防ぐため、1916（大正5）年から公立療養所全生病院（現在の国立療養所多磨全生園）では男性入所者に対する断種手術が実施された。その後、1948（昭和23）年制定の「優生保護法」において「本人又は配偶者が、癩疾患に罹り、且つ子孫にこれが伝染する虞れのあるもの」として、不妊手術、人工妊娠中絶手術が合法化された。

第二次大戦後制定されたらい予防法の廃止後、1998（平成10）年に国立療養所入所者が原告となった「らい予防法」違憲国家賠償請求訴訟において、国の責任が問われ、2001（平成13）年に原告勝訴の判決が下された。その後、厚生労働省の委託事業として「ハンセン病問題に関する事実検証調査事業」が実施され、「隔離政策」下で行われた人権侵害の事実が明らかになった。近年では、ハンセン病元患者の家族をめぐる集団訴訟(2)、国立療養所退所者の再入所(3) などの問題が顕在化してきた。

ハンセン病という病をめぐる国の「隔離政策」は終焉を迎えた一方、「隔離収容」の必要な病として根強い偏見と差別の対象とされてきたことは、いまなお、回復者と家族の暮らしに深刻な影響を及ぼしている。ハンセン病回復者と家族のエンパワメントと解放を促進することは、ソーシャルワーク専門職にとって今後も重要な課題である。

らい予防法
1953（昭和28）年、「癩予防法」を改正し公布。全国の療養所入所者たちの強い反対運動が起こったが、国立療養所への入所の規定は残り、国は隔離政策を継続した。1996（平成8）年「らい予防法の廃止に関する法律」が制定された。

エンパワメント
empowerment

B. ソーシャルワーク専門職が向き合う「抑圧」と「抑圧からの解放」

木原活信（2014）は『社会福祉と人権』の中で、「本書の主題は、社会福祉と人権であるが、本書全体を貫く視点として強調したいのが、抑圧とそれからの解放という視点である」(4) と述べる。そして、抑圧について、「ある人や集団、社会がなにものかによって意図的かどうかは別として、人権を奪われて、無理に抑えつけられて圧力がかかって困窮している状態のこと」とし、「社会福祉の領域では、偏見と差別によって、当事者の人権を侵し、社会構造自体がそれを温存するようになっていること」(4) と示している。

長く続いた国の「隔離政策」によって、療養所に「隔離収容」された入所者は、先述したような人権侵害を被り、家族も偏見と差別の対象となって生活上の制約を強いられることとなった。療養所を退所した人たちも、自らの病歴を隠すなど、周囲からの偏見と差別の対象となることを恐れて不安とともに生活せざるをえなかった。こうした状況は、木原の言う「抑圧」された状況である。ハンセン病回復者と家族が置かれた「抑圧」の状況に対し、社会の側には、国、社会福祉にかかわる専門職、市民を含め、抑圧からの解放につながる大きな動きが生み出されることはなかった。

「人々のエンパワメントと解放を促進する」ことを任務の一つとするソーシャルワーク専門職にとって、私たちの社会におけるハンセン病回復者と家族の「抑圧からの解放」は、ソーシャルワーク専門職が取り組むことができなかった課題の一つである。

C. ソーシャルワーク専門職による実践と「抑圧からの解放」を問うこと

　日本ソーシャルワーカー連盟が2003（平成15）年に開設した**ハート相談センター**では、「療養所から退所して地域で生活されている方、および療養所で生活されている方と、そのご家族を対象とし、生活上の問題や疑問を、専門のソーシャルワーカーが一緒に考え、解決するために情報提供や具体的支援」[5] が行われている。2018（平成30）年度の活動報告書で公表されている「内容別相談件数」では、合計675件の相談のうち、「医療・保健」が194件と最も多く、次いで、「住宅・生活」が162件、「社会参加・文化活動」が117件となっている[5]。こうした支援活動は、回復者と家族のエンパワメントにつながるものとして、今後も継続されることが期待される。

　さらに、社会的包摂の実現の担い手であるソーシャルワーク専門職に求められることは、ハンセン病回復者と家族にとっての「抑圧からの解放」とはどのようなことであるのかを問い、人びととともに考えることであると言える。ハンセン病回復者と家族に対する偏見・差別の事象を省みたとき、その根底には国が政策として進めた「隔離」という方法があった。このことは、「隔離」を基盤としてつくられた国立療養所が地域社会に開かれた施設として存在することの困難さを示してもいる。療養所を「隔離」された場所にしてはならないこと、そのことを前提とした、ハンセン病回復者と家族の「エンパワメントと解放を促進する」実践であることが求められている。

注)
(1)　厚生労働省ウェブサイト「国立ハンセン病療養所及び独立行政法人国立病院機構等の概要」『令和5年版厚生労働白書　資料編』p.43.
(2)　国のハンセン病隔離政策によって受けた差別、家族の離散等の被害に対して、元患者の家族561人が国に損害賠償と謝罪を求めた集団訴訟について、2019（令和元）年、熊本地裁において、国に賠償を命じる判決が下された。
(3)　東京新聞web版「ハンセン病、支援不足背景　元患者129人　療養所再入所」（2019年11月24日）では、厚生労働省への取材で国立療養所を退所後「療養所に戻った元患者が2009〜18年度の十年間で延べ129人に上ること」、その背景には「施設外での医療・介護態勢への不安や、社会に残る偏見や差別など」があることが報じられている。
(4)　木原活信『社会福祉と人権』ミネルヴァ書房，2014, p. 8.
(5)　日本ソーシャルワーカー連盟（JFSW）公式ウェブサイト「ハート相談センター」（2023年6月29日取得).

10. 寝たきり高齢者

A. 寝たきりとは

　2019（令和元）年における日本人の平均寿命は、男性が81.41年、女性は87.45年であり、ともに過去最高を更新した。同年の**健康寿命**は、男性が72.68年、女性が75.38年となっており、2010（平成22）年と比べて、男性は2.26年、女性は1.76年、延伸している。さらに、同期間における健康寿命の延びは平均寿命の延びを上回っており、健康上の理由で日常生活に制限があり、支援や介護が必要とされる期間は短縮されている。

　しかしながら、介護保険制度における要介護または要支援の認定を受けた高齢者（要介護者等）は、2021（令和3）年度末で676.6万人と増加し続けており、要介護者等は、第1号被保険者の18.9％を占めている。障害高齢者の日常生活自立度（寝たきり度）は、生活自立（ランクJ）、準寝たきり（ランクA）、寝たきり（ランクB、ランクC）に分けられている。最も重度な寝たきりのランクCは、日中ベッド上で過ごし、排泄、食事、着替えにおいて介助を要する状態であり、さらに①自力で寝返りをうつ、②自力では寝返りもうてない、に分けられている。

　2022（令和4）年**国民生活基礎調査**によると、介護が必要となった主な原因は、要支援者では、関節疾患が最も多く19.3％、次いで高齢による衰弱17.4％、骨折・転倒16.1％であった。要介護者では認知症が23.6％で最も多く、次いで脳血管疾患（脳卒中）が19.0％、骨折・転倒が13.0％であった。脳血管疾患や心疾患、骨折などにより、安静状態が必要になると、特に高齢者は、**廃用症候群（生活不活発病）**を生じやすくなる。廃用症候群は身体のみでなく、精神機能の低下として、知的機能や意欲の低下、うつ傾向なども引き起こし、寝たきり状態の重度化につながる危険性がある。

　また、心身の機能が低下し、要介護状態のリスクが高くなった状態を**フレイル**と言う。フレイルには**身体的フレイル**、**精神・心理的フレイル**、**社会的フレイル**があり、それぞれに影響し合っている。3つのフレイルが重なり、悪循環に陥ることを**フレイル・サイクル**といい、要介護状態に移行する危険性が高まる。廃用症候群はフレイルの危険因子の一つであり、廃用症候群およびフレイルを予防することが重要である。

健康寿命
健康上の問題によって日常生活が制限されることなく生活できる期間。

廃用症候群
動かない（生活が活発でない）状態が続くことで心身機能が低下し、引き起こされる症状や状態。運動器、循環・呼吸器、消化器、泌尿器などの症状や褥瘡、精神機能の低下など。

身体的フレイル
筋力低下や低栄養状態、運動器の障害など。

精神・心理的フレイル
認知機能の低下、うつ傾向、意欲の低下など。

社会的フレイル
独居、閉じこもり、経済的困窮など。

B. 事例

[1] 事例1：Aさん、80代・女性

　Aさんは、80代の夫と二人暮らしである。2年前に散歩中の転倒により大腿骨頸部を骨折し、手術のあと退院した。退院後は**通所介護（デイサービス）**と**訪問介護**の利用を始めた。自宅には手すりを設置し、歩行時は夫が付き添っていたが、Aさんは、また転倒することが怖いといい、歩くことが少なくなった。通所介護は休みがちになり、訪問介護員が訪問しても、ベッドで横になっていることが多くなった。夫はAさんを心配しているが、自身も心疾患があるため、Aさんの世話をするのは大変だと話している。

[2] 事例2：Bさん、70代・男性

　Bさんは、1年前に脳梗塞と診断され、後遺症である右片麻痺、軽度の言語障害と嚥下障害がある。退院後、介護老人保健施設に入所した。歩行訓練と嚥下訓練のリハビリテーションを始めたが、疲れたと言い短時間で居室に戻りベッドで休むことが多かった。ある日、小学生の孫が、運動会を見に来てほしいとBさんに話した。Bさんは「無理だ」と言っていたが、リハビリテーションの時間になると、自ら装具を麻痺側の下肢に装着し、いすに座って待っているようになった。その後、杖での歩行が安定し、嚥下状態も改善がみられるようになった。

C. 事例から考える支援の視点

[1] アセスメントにおけるストレングス視点

アセスメント
assessment

ストレングス
strengths
強み・強さ、能力のこと。

　Aさんは転倒により骨折したことで、その後の歩行に不安をもち、活動性が低下した。Aさんに歩行する意欲がないと捉えるのではなく、Aさんの思いに寄り添って一緒に考え、歩行によるリスクを解消することが必要である。その際に、Aさんのできないことに焦点を当てるのではなく、できていること、さらにできる可能性に目を向け、医療職やリハビリテーション職等とともに情報共有し、検討することが重要である。

　Bさんは歩行訓練等に対し、前向きになれない状態であったが、孫の運動会に行くことが、本人の目標となり意欲につながった。本人が達成したいと思えるゴール、達成可能なゴールを示すことで、ストレングスを引き出すことができる。そして、目標を達成することで、達成感や自己肯定感が向上し、次の活動意欲につながることが期待できる。

　寝たきり状態が重度化すると、「どうせできない」とあきらめの気持ち

になることも多い。目標が高すぎると、目標達成できないことが失敗体験となり、失敗体験が重なると、学習性無力感を引き起こす。介護度が高い状態であっても、本人の意向を尊重し、できる機能を活用し、自己肯定感を維持して、その人らしい生活の継続に向けて支援することが必要である。

[2] 環境調整と重度化の予防

　Aさんのように、歩行に不安をもっている場合や歩行が不安定な場合には、手すりの設置のほか、段差の解消や扉の付け替えなどによる住宅環境の整備、歩行用具の使用等により、安心して歩行できる状況を整えることが考えられる。環境を整えることでリスクを低減し、安全性と活動性を保つことが重要である。住宅改修や福祉用具の利用に関しては、リハビリテーション職や福祉用具専門相談員等と連携し、活動範囲の拡大やできる機能の向上を目指し、生活が継続できるように検討する。重度の寝たきり高齢者についても、できる機能を活用できるような工夫をし、生活の中で自己選択の機会を作ることが必要である。

　活動性を保つには、健康状態を維持することも重要である。管理栄養士や歯科医師、歯科衛生士等との連携により、栄養状態の改善を図る。また、状態が急変する可能性もあり、心身の変化・異常を早期に発見し、医療職との情報共有により、早期対応につなげることが必要である。

　施設や自宅で過ごすだけではなく、社会参加の機会を作ることも検討しなければならない。他者との交流や好きな活動を可能な範囲で継続することにより、心身機能の活性化や生活リズムの調整、楽しみや喜びを感じることにつながり、重度化予防が期待できる。

[3] 家族への支援

　要介護高齢者を在宅で介護する場合、家族介護者には、身体的負担、睡眠時間や余暇時間の制限、精神的ストレスなど、心身への負担が生じる。特に、**老老介護**の場合は、外出や社会参加が減ると、家族介護者の身体機能や認知機能の低下から、閉じこもり状態になる危険性がある。家族介護者の心身の状態は、要介護高齢者への介護の質に影響を及ぼす。主たる介護者の健康状態や生活時間、仕事、家庭や地域での役割、介護に関する考え方や知識・技術、副介護者の有無や他の家族の状況などから、家族の介護力をアセスメントする。また、地域とのつながりや活用できる社会資源について把握し、介護者の**レスパイトケア**を含め、フォーマルおよびインフォーマルな手段的サポート、情緒的サポート、情報的サポート、評価的サポートなど、必要な支援の種類と量について検討することが必要である。

老老介護
高齢者が高齢者を介護している状態。2022（令和4）年国民生活基礎調査によると、要介護者と介護者がともに60歳以上は77.1％、65歳以上は63.5％、75歳以上は35.7％であり、老老介護の割合は上昇している。

レスパイトケア
respite care
一時的に介護から離れて、休息をとれるようにする支援。

43

11. 認知症高齢者

A．A 社会福祉士について

特別養護老人ホーム
在宅での生活が困難になった要介護の高齢者が入居できる介護保険施設で、「特養」との呼称が一般的である。

　A 社会福祉士は 28 歳の男性。大学を卒業後、**特別養護老人ホーム**で**生活指導員**として 2 年勤務。その後、法人内異動で**地域包括支援センター**に勤務して 4 年経過している。

B．B 市の概要

生活指導員
特別養護老人ホームで活動する相談員の名称。

地域包括支援センター
地域内の高齢者に対する総合相談、権利擁護、支援体制づくり、介護予防に必要な援助などを行う機関である。

　B 市は、総人口 5 万 7,000 人（A）、そのうち 65 歳以上の人口（B）が 1 万 9,000 人（総人口に占める比率〔B/A〕が 33.5％）。75 歳以上の人口（C）は 9,300 人（総人口に占める比率〔C/A〕が 16％）で、町は 4 つの地区からなっており、比較的、若い人も生活している地域である。

C．C さんの状況

［1］生活歴

　C さん（70 歳・女性）は大学卒業後、公立中学校で美術の教員をしていた。26 歳のときに、同じく公立中学校の数学の教員をしていた当時 28 歳の D さんと出会い結婚をした。C さんが 28 歳のときに長男、30 歳のときに長女を出産した。C さんは 28 歳の出産を機に仕事を辞め、専業主婦となった。一人目の出産の際に家を購入。D さんは公立中学校教員だったこともあり、おおむね 5 年ごとの転勤はあったが、転勤先が近隣市町村だったため、自宅から通勤していた。

　時を経て、長男、長女も結婚し、隣町の政令指定都市で生活をしている。家族関係は良好である。C さんは**変形性膝関節症**で**人工膝関節置換術**の手術をするまでは、近所の仲間と子ども食堂の運営・手伝いをしていた。

変形性膝関節症
膝の関節にある軟骨が少しずつすり減って、骨が変形する中高年に多い病気である。

人工膝関節置換術
変形性膝関節症や関節リウマチによって傷んで変形した膝関節の表面を取り除いて、人工関節に置き換える手術である。

［2］居住地区

　C さんは、駅周辺の、団地と住宅街から構成される地区に居住している。面積は 4 つの地区の中で一番小さいものの、B 市の中心とも言える地区である。団地には高齢者世帯が多く、最近は新しい入居者は入っておらず、

徐々に居住者が減っている。その団地周辺の住宅街は若い世帯が比較的多く住んでいる。隣町が政令指定都市ということもあり、若い世代は隣町に仕事に出ている。

市役所や社会福祉協議会、郵便局やスーパー、コンビニ、薬局などもあり、医療機関、福祉サービスもおおむね整っているが、昼間は高齢者が目立つ地域である。

[3] 病歴

Cさんは大きな病気もなく生活をしていたが、65歳のときに両膝に痛みを感じ、整形外科を受診。両膝の変形性膝関節症と骨粗鬆症の診断を受ける。その後、人工膝関節置換術の手術を受けるために入院。片膝の手術、リハビリを行い、術後3週間で一時退院し、その後、術後の膝の不安と、次の手術のこともあり、自宅にこもりがちになり、初回手術の5週間後に反対側の手術を行い、再度3週間の入院となった。入院中は特に何をすることもなく、ぼんやり過ごすことが多かった。

骨粗鬆症
骨の強度が低下して、骨折しやすくなる病気。

[4] 身体状況

歩行は自宅内では右手に杖を持ち、ふらつきがあり、時間は少しかかるものの、自立はしている。外出時にはシルバーカーを押して歩行している。

食事や整容は自立。膝の不安もあることから、更衣や入浴などはバランスを崩すこともあり、椅子に座り更衣を行う。一部介助が必要。

自宅では長椅子に座っていることが多く、尿意・便意はあるが、尿漏れがあるため、終日パッドを使用している。起居・移乗については、ふらつきがあるため要注意。言語については問題ない。

D. 相談までの経緯

Cさんは、膝の手術の後、ひきこもりがちになり、近所の仲間で運営していた子ども食堂にも顔を出さなくなり、自宅で生活することが多くなった。外出は1ヵ月に1回の病院受診のみで、Dさんが運転する車で通院している。以前は骨粗鬆症や変形膝関節症のこともあり、運動も兼ねて一人で買い物に徒歩で行っていたものの、現在は商品を自宅まで届けてくれる組合員のための宅配サービスで届けてもらっている。食事の支度は、以前はCさんが一人で担っていたものの、現在はCさんの指示を受けながらDさんも協力し、家事を担っていた。

最近は自宅の長椅子でぼんやり座っている時間も多くなり、会話をして

いる中で、同じ話をすることが多くなった。知人の名前を忘れたり、ドラマも見なくなり、読書もせず、ぼんやりしていることも多いため、心配したDさんが長女のEさんに相談。その後、地域包括支援センターに電話をし、A社会福祉士が対応をした。おおまかな経緯を聞き、後日自宅を訪問することとなった。

E. 自宅へ訪問

後日、A社会福祉士は自宅を訪問した。自宅にはCさん本人以外にDさんと長女のEさんがいて、話を聞くこととなった。A社会福祉士がCさんに質問をするものの、本人はそれほど物忘れなどについて自覚はしておらず、DさんやEさんから「さっきも同じ話を聞いたよ」、「物忘れが多くなった」などと言われることが多くなり、「そうなのかな」という程度の認識であるとのことであった。

本人と家族の意向を聞いたところ、双方とも「自宅で生活をしたい」とのことであった。A社会福祉士は、確定したことは言えないものの、入院生活もあったため、ぼんやりしている期間も多く、年齢的にも**軽度認知障害（MCI）**を疑い、まずは軽度認知障害の診断を正確に行うために物忘れ外来を受診すること、また、その後、**介護保険**の申請をすることを勧めた。

F. 今後の方向性

後日、DさんからA社会福祉士のもとに連絡があり、自宅を訪問。Cさん、DさんとEさんがおり、3名で物忘れ外来を受診し、軽度認知障害（MCI）と診断をされ、投薬をしているとのこと。また脳を活性化することが大切で、運動や好きなことをすることの大切さを指導されたが、どうしたらよいのかわからないため、電話をくれたとのことだった。

A社会福祉士は、以前に仲間と行っていた子ども食堂に参加することを勧めた。ただ、膝が悪いため、以前は歩いて行き来していたところを、Dさんが車で送迎することを提案。また、そこで国語を教えたり、同じ年代の方たちとかかわることで会話が生まれ、頭が活性化することを伝えた。さらに、Dさんも数学を子どもに教えることで脳の活性化につながり、認知症予防になること、Cさんと一緒に参加しないときには一種の**レスパイトケア**にもなることを伝えた。

軽度認知障害（MCI）
mild cognitive impairment
正常な状態と認知症の中間であり、記憶力や注意力などの認知機能に低下が見られるものの、日常生活に支障をきたすほどではない状態である。

介護保険
介護や支援が必要な人（要介護者・要支援者）に、介護や介護予防でかかる費用の一部を給付する制度である。

レスパイトケア
respite care
介護を行っている人を一時的に解放し、休みをとってもらう支援である。

G. 支援のポイント

以上の事例のポイントは次の4点である。

①フォーマルなサービスに目が行きがちであるが、インフォーマルなサービスにも目を向け、過去に活動していた子ども食堂に注目した点。

そのことによって、同年代たちの人との交流や、以前教えていた国語を再開することで頭の活性化につながる。

②地域包括支援センターの福祉相談機能を理解していた点。

③Dさんが車を送迎することで、活動の範囲が広がること。

④Dさんが子ども食堂で活動することは、夫婦が支援をするための大切な支援システムとなり、また場合によってはDさんのレスパイトケアになる点。

この事例を概観したときに、本人と家族の意向は「自宅で生活をしたい」とのことであった。自宅での生活を継続するには、Cさんのみならず、Dさんが元気でいることが大切である。この事例でA社会福祉士はCさんだけではなく、Dさんの将来も考え、支援を行っている。これは**システム理論**でいう、CさんとDさんを一体的にクライエント・システムとして位置づけ支援を考えていることを示している。

そして、仲間と行っていた子ども食堂への参加、そして過去に教員をしていたという経験は、Cさんが支援をする側に変化し得ることを物語っている。このことはストレングス視点につながる可能性を秘め、この視点を活用することにより、エンパワメントへと展開されることも期待されるのである。

システム理論
ピンカス（Pincus, A.）とミナハン（Minahan, A.）が、ソーシャルワークを一つのシステムと捉え、ソーシャルワーク実践ではソーシャルワーカーは、4つのサブシステムの相互作用、クライエント・システム、ワーカー・システム（チェンジ・エージェント・システム）、ターゲット・システム、アクション・システムに関心をもつことを提唱している。

12. 終末期ケア

終末期
終末期医療において、終末期は疾病や患者の状態により、救急医療等における「急性型終末期」、がん等の病気の進行により死が近いと判断される「亜急性型終末期」、高齢者に多い脳血管疾患や呼吸不全、認知症等により、近い将来における死が避けられない「慢性型終末期」の3つのタイプに分けられている。

多死社会
国立社会保障・人口問題研究所の推計によると、2030年頃には年間の死亡数が160万人を超え、それが2070年頃まで続くと見通されている。

死亡場所
2021（令和3）年人口動態統計による死亡場所は、病院が65.9%、介護医療院・介護老人保健施設は3.5%、老人ホームが10.0%、居宅は17.2%。

人生の最終段階を過ごしたい場所
厚生労働省医政局「人生の最終段階における医療に関する意識調査」(2014〔平成26〕年）より。

アドバンス・ケア・プランニング（ACP）
Advance Care Planning
将来の医療やケアなどについて、本人と家族などの身近な人、医療職などが事前に繰り返し話し合い、人生の最終段階を支援する取組み。2018（平成30）年には、「人生会議」という愛称をつけ、普及を図っている。

A. 終末期をめぐる状況

　日本においては、急速な高齢化に続く**多死社会**の到来が予測されている。2021（令和3）年の人口動態によると、主な死因は悪性新生物が最も多く、次いで心疾患（高血圧症を除く）、老衰であり、老衰が増加している。

　死亡場所の推移を見ると、自宅・介護施設等が増加傾向にあるものの、病院が約7割である。「**人生の最終段階を過ごしたい場所**」については、「末期がんであるが、食事はよくとれ、痛みもなく、意識や判断力は健康なときと同様の場合」は居宅が71.7%であり、「末期がんで、食事や呼吸が不自由であるが、痛みはなく、意識や判断力は健康なときと同様の場合」は医療機関が47.3%であった。また、「認知症が進行し、身の回りの手助けが必要で、かなり衰弱が進んできた場合」は、59.2%が介護施設と回答した。このように、状態によって、過ごしたい場所は異なっている。

　厚生労働省は、2007（平成19）年に「終末期医療の決定プロセスに関するガイドライン」を策定し、2015（平成27）年には「人生の最終段階における医療の決定プロセスに関するガイドライン」に名称変更した。その後、2018（平成30）年に、高齢多死社会の進行に伴い、在宅医療・介護の現場で活用できるよう、「人生の最終段階における医療・ケアの決定プロセスに関するガイドライン」として改訂された。本人による意思決定を基本として、医療・ケアチームと繰り返し話し合うプロセス「**アドバンス・ケア・プランニング（ACP）**」の重要性が強調されている。

B. 終末期ケアの事例

[1] 事例1：Aさん、50代・男性、肺がん

　Aさんは、肺がんの診断を受け、抗がん剤による薬物治療および放射線治療を行った。診断を受けた際には、Aさんはできる治療はすべて行い、一日でも長く仕事をし、自宅で暮らしたいと話していた。しかし、その後、骨および脳への転移が認められた。Aさんは休職し、自宅療養していたが、腰痛と嘔気がつらいと話し、徐々に食事摂取量が減少した。Aさんは、つらい症状をなんとかしてほしいと訴え、緩和ケア病棟への入院を希望し

た。しかし、妻と2人の娘（高校生）は、Aさんに自宅で過ごしてほしいと希望している。

[2] 事例2：Bさん、90代・女性、介護老人福祉施設に入所中

Bさんは、息子夫婦と暮らしていたが、10年前に認知症が進行し、**介護老人福祉施設**に入所した。徐々に認知機能および身体機能が低下し、全面介助が必要な状態となった。その後、声かけに反応はあるものの、**傾眠**している時間が長くなった。医師から、経口摂取は難しく、誤嚥性肺炎の危険性があるため、**胃ろう**による**経管栄養**の選択肢もあると説明がなされた。息子夫婦は、他の家族も含めて相談し、Bさんが以前より「管につながれてまで生きていたくない」と言っていたことから、胃ろうの造設は行わないことを選択した。

C. 事例から考える終末期ケアの視点

[1] 本人および家族の状態・状況の把握

本人のこれまでの人生や人生観、病気の受けとめ方、生活環境、社会資源について把握すると同時に、以下に挙げる終末期にある人の特徴を理解することが必要である。①痛みや全身倦怠感、食欲不振、呼吸困難、不眠などの身体的苦痛、②病状への不安や死に対する恐怖、抑うつ、家族に関する心配ごとなどの心理的苦痛、③他者との関係性の変化や社会的役割が果たせないこと、経済的問題などによる社会的苦痛である。

さらに、**キューブラー–ロスによる5段階の死の受容プロセス**、**バックマンの3段階モデル**など、死を受容する過程について理解し、本人の心の動きに配慮することが大切である。誰もが同様の受容プロセスをたどるわけではなく、前の段階に戻ることもあることなど、個別性・多様性を考慮し、そのときの本人の感情を受け入れることが求められる。

[2] 意思決定の支援

ACPの実践から、終末期における治療や過ごし方について、本人および家族の意向を確認することが重要であることが判明した。その際に、本人と家族との関係性を把握し、本人の希望を家族が抑制していないか、家族への遠慮により、意思の表明を控えていないかなどを注意深く確認する。また、そのときの状態によって、本人や家族の意思が揺らぐこともある。Aさんは自宅療養から、緩和ケア病棟への入院へと希望を変えた。身体的苦痛による選択の変更であると考えられるが、同時に妻に負担をかけた

傾眠
声かけや肩に触れるなどにより意識を取り戻す、軽度の意識障害。

胃ろう
内視鏡により、胃に開けた瘻孔。経管栄養の目的で造設する。

経管栄養
経口摂取が困難な場合や誤嚥の危険性が高い場合に、チューブやカテーテルを通して栄養を補給する方法の一つ。

キューブラー–ロス
Kübler-Ross, Elisabeth
1926-2004

バックマン
Buckman, Robert
Alexander Amiel
1948-2011

くないという思いや、娘たちに自分が苦しんでいる姿を見せたくないという気持ちがあることも考えられる。本人のさまざまな思いを顕在化させ、家族の意向も確認して調整し、同意形成による意思決定を支えることが重要である。

Bさんのように、認知機能や意識レベルが低下し、本人の意向確認が難しいこともある。ACPによる**事前指示書**などを作成しておくことが望ましいが、Bさんの場合は、本人が以前から話していたことを家族が尊重し、胃ろうの造設はしないことを決めた。家族としては、1日でも長生きしてほしい、胃ろうを選択しないことは、親を見捨てることになるのではないか、という気持ちになることも推察される。家族の思いを受けとめながら、医療職とも相談を重ね、その人らしい生き方、最期の過ごし方を一緒に考え、支援することが求められる。

[3] 多職種協働による全人的な痛みへの対応

終末期を過ごすそれぞれの場において、身体的苦痛、心理的苦痛、社会的苦痛の緩和を図ることが重要である。Aさんの場合、本人および家族の真の思いから、結果として在宅療養を選択した。自宅では訪問診療、訪問看護、ベッドなどの福祉用具を活用し、在宅酸素療法や疼痛緩和を行いながら、家族と一緒に穏やかに過ごすことができた。本人および家族が、安心して自宅で過ごせるような体制づくりが重要である。

Bさんのように介護老人福祉施設で最期を迎える場合は、介護福祉職、相談支援職、主治医、看護職、管理栄養士などの施設内外の多職種協働が必要となる。環境を整え、家族とかかわる機会を作り、看取り介護に向けて調整を行うことが重要である。

[4] 家族支援

終末期、看取りに直面する家族の心身の状態を理解し、家族を失う寂しさや不安、死にゆく家族を見守るつらさ、死後の生活に関する不安など、家族の思いに寄り添い、解決策を一緒に考える。また、治療の継続や終末期を過ごす場所の決定などについては、本人・家族の選択を尊重する。看護職や介護福祉職と連携し、家族の希望に応じて、無理のない範囲で終末期ケアに参加してもらうことも必要である。**グリーフケア**についても視野に入れ、家族支援をすることが望ましい。

グリーフケア
grief care
大切な人を失った遺族が悲嘆（グリーフ）を乗り越え、再び日常生活に適用できるように支援すること。

13. 災害時支援

A. 災害時支援の始まりと展開

日本に限らず、世界各地で地震や水害等の自然災害が頻発している。突然の予期せぬ出来事で、それまでの生活を一瞬で失い、さまざまな生活上の困難が生じた被災者の中には、自身の力ではどうすることもできずに途方に暮れてしまう人も少なくはない。

そのような人びとに対して種々の専門家（職）が該当地域に出向き、支援活動を行うのが「**災害時支援**」と呼ばれるものである。

日本において、災害時における専門家（職）による支援（体制）の必要性・重要性が明確に認識されるきっかけとなったのは**阪神・淡路大震災**（1995〔平成7〕年）であった。

そして2011（平成23）年の**東日本大震災**における支援においては、それまでの経験が活かされ広域にわたる災害時支援が展開された。そして「災害発生時支援」のステージから「**災害復興支援**」ステージに移行し、現在も福島県を中心とした地域で活動が継続されている。

本節では、災害時支援の原点とも言える阪神・淡路大震災における筆者の支援体験事例を記すことを通して、現代においても普遍的な福祉的支援のあり方を考えたい。なお事例自体が30年近く前のことであり、当事者等から事例の使用承諾を得ることが物理的に不可能であることから、事例の内容の趣旨は変えないまま、大幅に加工修正することによって個人等を特定できないようにしていることをご了解いただきたい。

B. 事例

筆者は当時、総合病院において**医療ソーシャルワーカー（MSW）**として勤務しており、病院が加盟していた団体によって実施された医療支援活動メンバーとして現地に向かった。筆者が現地に入ったのは災害発生後約2週間の段階であった。この頃の医療は、外科的側面が中心となる初期治療を中心とした医療から、生活習慣病を始めとする内科的医療の安定的な供給体制確立が中心となる移行期とも言える時期であった。

筆者はその中において避難者数800名以上という大規模な避難所（小学

医療ソーシャルワーカー
MSW：medical social worker

校）の担当として配置された。

それまでは医務室の運営のみを行っていたが、先任の医師から「今、避難している人びとが求めているのは安心・安全な避難所生活の確保であり、医療はその補助的手段にしかすぎない」と言われ、福祉的側面からの**介入**を依頼された。まさしく、彼ら（被災住民）の"生活"に着目した支援が要求されているということを感じた。筆者の行った支援には、医務室を担当するメンバー（医師、看護師等）も協力してくれた。

介入
intervention

筆者はまず、各居室（教室等）の代表者からなる毎朝行われている「連絡会」に参加し、避難所生活の実態把握に努めるとともに、支援者側の活動趣旨を説明し、各居室への入室の了解を得たうえで訪問することから支援活動を始めた。

各部屋は、老若男女が共同で生活をしており、他の人との境に仕切りはないか、あってもダンボール等で簡易的に仕切りを作っている程度（それでも腰位までの高さにもならない）であった。部屋は地域や家族構成といったようなもので決まったわけではなく、避難してきた人びとが次々に空いている部屋に入って各部屋の構成が決まったとのことであった。よって、各個人のプライバシーへの配慮、年齢や性別等の属性への配慮は見られなかった。

そんな劣悪な環境ではあるが、彼らはここで一定の期間を過ごさざるを得ないわけであった。そこで筆者は、この避難所自体を一つの"地域社会"と見立て、彼らが、この"地域社会"で安心した生活を（一定期間）送り続けるための、環境整備の第一歩を作ることを最初のテーマとして取り組むこととした。

各居室はおおむね同時刻に訪問し、とにかく話を聴くことに注力した。

避難所生活をしていた人は、すべての人びとが突然の出来事により、従来の生活を失い、とりあえずということでの避難所暮らしをしていた。彼らはみな（年齢や性別等を問わず）、先のことが全くわからない中で生活をしていたことには変わりはない。みな、必死に「今日一日」の繰り返しを避難所においてしていたわけであり、先々の不安を感じずに生活する人は一人も居なかったのではないだろうか。

だからこそ筆者はソーシャルワーカーとして、被災者個々の生活上の問題の発見、解決だけではなく、彼らにとって少しでも過ごしやすい空間・居心地の良い場所という環境整備の重要性を実感した。

アセスメント
assessment

そして筆者自身のかかわりを**アセスメント**し、連絡会とも協議を行ったうえで、主なものとして下記の取組みを行った。

・女性専用の更衣室や、（主に）小中学生向けの学習室設置

- 喫煙所を正面玄関内から校舎脇へ移設
- 避難者有志と協同してのサッカー大会の企画

　筆者の活動は約10日間という短期間であったことから、筆者自身の行った支援はごくわずかなものにしか過ぎない。しかし彼らの生活はその後も続くわけであるので、筆者の後任の役割を果たすこととなったメンバーに対して綿密な引継ぎを行い、その後も種々の支援が展開された。

C. 考察

　災害による避難所生活というものは、あくまでも一時的なものにしか過ぎないが、その災害の規模等によっては相当の長期間にわたる生活を余儀なくされてしまう。まさしく、非日常的な場が日常的な場となってしまうわけである。よって被災者への支援においては、"環境"というソーシャルな視点を欠かすことはできない。彼らは"非日常的な環境の中で長期間過ごさねばならない"のだから。

　しかし支援活動は、あくまでも期間限定のものである。それだけに"エンパワメントの視点からの支援"を重視することが大切である。

　その後に復興への道を歩み始めるわけであるが、そこにおいても専門家（職）の支援が要求される。それが「復興支援」と呼ばれるものであるが、ここにおいても"エンパワメントの視点"を欠かすことは決してできない。

　そのエンパワメントとは、彼らのエンパワメントだけでなく、"地域のエンパワメント"も含まれており、そこにかかわることにこそソーシャルワークの意義があるのではないかと考える。

エンパワメント
empowerment
自らが問題解決を行える
力を身につけるための支
援。

D. 今後の課題

　"災害時支援"と言うと震災における支援をイメージしがちであり、特別なものと思われがちである。しかし近年は日本でも水害による災害が多発しており、このことによる被災者も数多く出ていることからしても、決して無視することはできない。また近年、海外ではさまざまな紛争（ロシアによるウクライナ侵攻、各種の難民問題等）も存在しており、そこからの避難者等も日本には数多くいる。彼らもまた広義の意味においては"被災者支援"の対象と言える。

　そのようなことから考えると、"災害時支援"は決して特別なものではなく、ソーシャルワーカーにとって身近なテーマであると言ってもよいのではないだろうか。

14. 外国人支援

A. 外国人生活支援

　日本社会の多文化化が進みつつある中で、外国人への柔軟な対応が求められてきている。ここでは、多文化共生社会を築いていくためには、どのような外国人受け入れのサポートが必要であるかを考えてみたい。

[1] 外国人への対応

　外国人が日本で暮らすためには、まずさまざまな手続きを役所で行う必要がある。外国人住民が多い地域では、役所に「**外国人相談**」の窓口を設けている。そこで直接外国人の相談に対応しているのは、日本在住歴が長く、日本語が堪能な外国人という場合もある。役所の手続きに関することから一般的な相談まで幅広く対応している。また、県や市町村における**国際交流協会**などでも、外国人の相談を受け付けている。

国際交流協会
地方自治体、企業、市民などから出捐・援助を受けて運営される財団法人。地域の国際交流推進や外国人の支援などを行う組織。

[2] 外国人が抱える問題—情報伝達の課題

　外国人住民は、コミュニケーション、教育、職業、住宅、医療などさまざまな問題を抱えている。日本人と異なるのは、これらの問題に「**異文化**」という背景が介在してくることである。そして「異文化」が援助者の分析や対応をより困難にすることが多い。つまり、日本人には当然であることが、外国人にとっては必ずしも当然ではない、ということを前提に対応していかなければならないからである。また、外国人住民が多い地域では、近年、**多言語情報サービス**が充実してきている。しかしながら、外国人住民すべての第一言語に対応できるわけではなく、また外国人への対応は地域格差もある。実際は、外国人住民に地域の情報が十分に行き渡っていないことが多く、そのため、外国人が不利益を被る場合や地域住民とトラブルを起こしてしまう場合がある。

[3] 事例：伝わらなかった情報

　インドから来たＡさんに子どもができたので、何か困った問題はないかと話しかけた。話をしているうちに、Ａさんは車を運転する際に、赤ちゃん用の籠にシートベルトをかけていることがわかった。他の車には、

子ども用の椅子があるということに気づき、籠を代用したようだった。A
さんの子どもはそのとき3ヵ月だったが、チャイルドシートの使用義務に
ついては、「誰からも教えてもらっていない」と言っていた。一歩間違え
れば、大変な事故につながっていた可能性がある。

［4］情報保障の視点で事例を読み解く

　このケースでは、① A さんは、幼児用補助装置（チャイルドシート）
の使用義務を知ってはいたが、高額であるため、とりあえず籠で代用して
いた、②誰からもチャイルドシート使用義務について教えてもらえなかっ
た、という2つの解釈ができる。

　①の場合は、「外国人」であるという感覚が抜け切れない、あるいは使
用義務を怠ることによってどのような問題が起きるのかといった認識の甘
さがあったと考えられる。この場合、援助者はA さんを指導したり、注
意するという方法よりも、正しい情報を伝え、今ある問題（チャイルドシー
トがない）の解決策を一緒に考えるほうがよい。

　②の場合は、出産・育児に対応する市町村役場（所）や保健所などで、
保護者に対してチャイルドシートの使用義務が十分に指導されなかった、
あるいは説明が十分に伝わらなかった、と考えられる。チャイルドシート
の使用義務は道路交通法（71条の3第3項）で定められている。市町村
によってはチャイルドシート貸し出し事業や購入費助成事業があるが、そ
のような情報がどのように提供されているのか状況を把握し、対応を考え
ていかなければならない。情報提供の少なさによって、外国人が不利益を
被らないようなネットワークづくりをどうするべきかが問題となる。

　外国人を地域に受け入れるということは、新しいコミュニティをつくる
ということである。その場合は、援助技術の**統合的アプローチ**が求められ
るだろう。さまざまな専門職・非専門職の者がチームを組み、共有する課
題を解決するために、それぞれが割り当てられた役目を果たしながら、外
国人利用者に援助の手を差し伸べていかなければならない。そして、ソー
シャルワーカーは、利用者のニーズを分析し、必要な機関・組織やネット
ワークと連絡をし、提供可能な情報資源を把握しておくことで、連携と協
働のための**ケースカンファレンス**を活用し[(1)]、外国人が必要とするサービ
ス等を適切に活用することができる。

［5］エンパワメント

　これからは、外国人が日本社会で自分らしく生きていくことを支援する
ための**エンパワメント**が不可欠である。そのエンパワメントを実現するた

**ケースカンファレンス
case conference**
医療、法律、ソーシャル
ワーク等の援助に携わる
専門家が集まり、事例を
検討する会議。

**エンパワメント
empowerment**
援助する側、される側が
ともに学び合いながら力
をつけていくこと。

めの活動として、地域の国際交流協会やNPO、ボランティアグループが実施する**日本語学習支援活動**がある。日本語学習支援活動を通して、外国人は日本語リテラシーが高められ、できるだけ多くの情報を得たり、発信したりする力をつけることが可能となる。また、日本語学習支援活動は地域の日本人住民にとっても、日本語を再考したり、異文化理解を深めたりする学習の場であり、自己実現の場でもある。実際に、若者から高齢者まで年齢を問わず、多くの人びとが生きがいとして日本語学習支援に携わっている。つまり、外国人の受け入れシステムを整備していくことは、日本人にも日本社会のシステムを再考し、日本語や日本文化に関する教養を高め、そして必要とされているという自己肯定感が得られる、といったまさにエンパワメント実現の場となり得るのである。

B. ソーシャルワーカーのかかわり

たとえば援助者がこういった外国人生活支援の場に参加することで、**アクション・リサーチ**が可能となる。つまり、援助者自らが活動に参加しながら、支援活動をニーズや状況に合わせて再構築していくことができる。さらに、地域社会の外国人がどのような問題を抱えているのか、日本人住民がどのようなことに問題を感じ、解決すべき課題であると考えているのかを探ることもできる。

これからは外国人住民の問題に対応していくため、新しい視点から従来の相談援助技術を捉えていくことが必要になるだろう。そして、日本を**多文化共生社会**へと導くためには、外国人への対応に関する高度な専門性をもったソーシャルワーカーが必要になってくることが予想される。

注)
(1) 岩間伸之「地域を基盤としたソーシャルワークの特質と機能─個と地域の一体的支援の展開に向けて」『ソーシャルワーク研究』37(1)，2011，pp.4-19.

アクション・リサーチ
action research
ストリンガー（Stringer, E.T.）は、「特定の問題を解決するための体系的な行動の手段を提供する探究あるいは調査への協働的アプローチ」と定義している。ハートとボンド（Hart, E. & Bond, M.）は、アクションリサーチを「実験型」、「組織型」、「専門型」、「エンパワー型」と大きく4つに分類している。また武田は、「参加型・エンパワー型」のアクションリサーチがソーシャルワークのミッションに合致するとし、「課題や問題を抱える組織あるいはコミュニティの当事者が研究者と協働して、探究、実践、そしてその評価を継続的に螺旋のように繰り返して（たとえば見る→考える→行動する→見る→）問題解決や社会変革、さらには当事者のエンパワメントを目指す調査研究活動」であると定義している。

15. 自殺（自死）対応

A. 日本の自殺（自死）状況

　日本における自殺者数は1998（平成10）年に3万人を超える状態となり、改めて社会問題として捉えられるようになった。その後、2012（平成24）年より3万人を下回り下降傾向にあるが、なかなか2万人を下回らない状態が続いている。また、年齢・原因別にみると、30代、40代の自殺者数が多く、健康問題による自殺（自死）が最も多い原因となっている。

　また、20代までの若年層においては減少しておらず、ほぼ横ばいの状態が続いており、いじめ等による報道が絶えず流れている状態である。

　近年は働き方改革などの取組みが進められているが、自殺の原因となっている諸問題が複雑化を増し、断片的な対策のみでは改善が困難なケースが少なくない現状と言える。そのため、自殺（自死）問題に対してもソーシャルワークの介入が必要不可欠となっており、自殺に関連する原因を一つひとつ改善していくことが求められる。

B. 事例から見る対応

　Aさん（26歳・男性）は、自殺を図り救急搬送された後、B精神科病院へ転院してきた。入院時も**希死念慮**が強く、母親（家族等）の同意のもと**医療保護入院**となった。入院時Cソーシャルワーカーが**退院後生活環境相談員**として選任され、入院直後からかかわってきているが、希死念慮は継続して聞かれており、自殺企図のため退院を希望するなど、なかなか精神症状の改善はみられないままとなっていた。入院後1ヵ月ほど経過し希死念慮が聞かれなくなったため、Cソーシャルワーカーが、退院後の生活についての面談を行った。面談の中では退院の希望が強く、今後の相談より退院の日程を確認されることが多く、本人の希望などもあまり聞かれなかった。その後も面談を続けていたが、面談をするごとに本人の焦りも強くみられるようになっており、対応を主治医とも確認しながら進めていた。入院後2ヵ月ほどたったころ、Cソーシャルワーカーのもとに母親から電話があり、「本人の退院希望も強く退院は可能でしょうか」とのことであった。主治医へ母親からの電話の内容を伝え、退院に関する面談を4者

退院後生活環境相談員
精神科における医療保護入院の際、入院者が可能な限り早期に退院できるよう退院支援への取組みを中心的に担い、医師の指導のもと多職種との連携調整を行う。

（本人、母親、主治医、Cソーシャルワーカー）で行うこととなった。面談の中で、本人からは「早く退院し、仕事をして生活をしていきたい」、「仕事については具体的なことは考えておらず、できそうな仕事をする」と焦りとともに、今後の生活に対する漠然とした内容ばかりが話されていた。母親も本人の意向を尊重したいと話しており、主治医も退院を許可する流れとなった。退院時、Cソーシャルワーカーは今後の通院に関して確認し、通院を継続するよう約束し、退院後初回の受診の際に面談したい旨を伝えた。

退院後、初回の通院日に予定通り面談を行い、本人の様子が確認できたためその日はそのまま終了した。Cソーシャルワーカーは、今後の通院の際も様子をうかがおうと考えていたが、その後の受診には至らず、数週間後、自宅で亡くなっていた旨の連絡を受けることとなった。

その後、本人の状況とこれまでのお礼として、母親が来院し面談を行ったが、母親は後悔と懺悔の念が強く精神状態は不安定であることがわかった。しかし、受診の意向はなく、Cソーシャルワーカーは母親を見送った。

C. 事例におけるソーシャルワーカーの役割

（1）退院後生活環境相談員としての役割

退院後生活環境相談員は、医療保護入院者に対して、早期の退院が可能となるよう、クライエントの退院後に関するニーズの把握や環境調整等を行い、本人が望む地域生活への支援を行うことが求められる。

（2）自殺（自死）予防における役割

ソーシャルワーカーは、希死念慮を抱くクライエントに対して可能なかぎりの寄り添いを中心に、受診・受療への支援や希死念慮の原因となっている問題を把握し、その原因を改善・解消するための支援を行う。また、ソーシャルワーカーのみでは改善・解消は困難であるため、ネットワークを構築し、多職種との連携を図ることが求められる。

（3）自死遺族ケアにおける役割

ソーシャルワークを実践するうえで、どれだけ必死に支援していても時にクライエントが自殺（自死）してしまうケースは存在する。その際はそのクライエントを取り巻く関係者への支援が必要となることがある。特に、近しい遺族の悲嘆に対する癒しが必要となることが多く存在する。

D. 悲嘆へのケア

グリーフケア
grief care

自殺（自死）への悲嘆に対する支援として、**グリーフケア**が存在する。

グリーフケアは、それぞれの悲嘆反応へのケアとなり、当たり前のことであるが一人ひとり反応のちがいがあり、一つの理論として捉えることは困難である。そのため、まずは悲嘆反応について理解することが必要となる。代表的なものとしては**デーケン**の指摘する①精神的打撃と麻痺状態、②否認、③パニック、④怒りと不当感、⑤敵意とうらみ、⑥罪責感、⑦空想形成、幻想、⑧孤独感と抑うつ、⑨精神的混乱と無関心、⑩あきらめ－受容、⑪新しい希望、⑫立ち直りの段階という12段階のプロセスへの対応がある。悲嘆はこれら12段階を必ずしもすべてたどるわけではなく、必ずしも順序通りに行くというわけでもない。しかし、グリーフケアとして、自死遺族の状態を理解する指針になり得る。

また、接し方にも注意が必要となる。基本となるのは受容と共感であり、ありのままで受けとめ、寄り添う姿勢が必要となる。したがって、状態を知ろうとするがゆえに無理に情報を聴き出す、反応に対するアドバイスをする、あるいは慰めようとするがゆえの安易な発言は慎むべきである。タイミングによっては**セルフヘルプグループ**の情報提供を行い、そこへの参加は自死遺族自身で決めてもらうことも大切な視点となる。

E. 自殺（自死）対応における留意点

前段でも指摘したように、自殺（自死）に対してソーシャルワーク介入ができたとしても、防げないときも存在する。その際にソーシャルワーカーは、自身の支援を振り返り、自分を責めるといったことになることも少なくない。もちろんケースを振り返り自身の資質向上を図ることは重要であるが、自殺（自死）という現実に対して、自身の技術や能力だけが不足していたと考えることは妥当ではない。複雑な原因をソーシャルワークだけですべて取り除くということは不可能である。そのためにネットワークの強化や連携といった能力を高め、多くの目で見守っていく必要がある。

また、自殺（自死）対応は悲観的な情報が多い場面でもあるため、**バウンダリー**を意識し、距離化を図りながら、自身のメンタルヘルスにも意識を向け対応していくことが求められる。

注）
(1) 髙木慶子編／上智大学グリーフケア研究所（制作協力）『グリーフケア入門―悲嘆のさなかにある人を支える』勁草書房，2012.
(2) 厚生労働省自殺対策推進室・警察庁生活安全局安全企画課「令和4年中における自殺の状況」厚生労働省ウェブサイト，2023（2023年6月27日取得）.

デーケン
Deeken, Alfons
1932-2020
哲学者。死への向き合い方や終末期などに関する研究を行い、「死への準備教育」を提唱した。

セルフヘルプグループ
self-help group
「自助グループ」とも言う。類似する問題を抱える人たちによる、相互理解や支援を行うグループ。

バウンダリー
boundary
ソーシャルワーカーとクライエントにおける境界線（感情や意志などを含む）を指し、ソーシャルワーカーとして常に意識する必要がある。

16. 危機介入アプローチの視点

A. 理論的構築

危機介入アプローチ
危機に対するソーシャル
ワーク技法のこと。伝統
的ソーシャルワークとは
違い、短期間での援助モ
デルであることが特徴と
されている。

　危機介入アプローチは、個人や家族へと積極的に働きかけることによって、クライエントが陥っている危機状況を脱することを目的とする。危機とは、人びとに避けられない重要な問題に直面したときに、感情的混乱や無力感、不安、抑うつなどを引き起こしたり、通常のように問題に対処したり解決できなくさせるような状態のことである。

リンデマン
Lindemann, Erich
1900–1974
急性悲嘆反応の5段階の
プロセスと悲嘆作業が正
常に進むコースについて
まとめた。キャプランと
ともに危機理論を構築し
たとされている。

キャプラン
Caplan, Gerald
1917–2008

エリクソン
Erikson, Erik Homburger
1902–1994

　危機理論は自我理論、ストレス理論、学習理論、システム理論などさまざまな領域からの影響を受けているが、特に**リンデマン**、**キャプラン**、**エリクソン**らが理論化の基礎を築いたとされている。リンデマンは1944年に「死別による急性の悲嘆状況に陥った場合の反応に関する研究」[1] で、家族や友人など親しい人との突然の死別を経験した人は、**急性悲嘆反応**という共通した反応と経過をたどり、急性悲嘆反応は約4週間から6週間程度継続することが示されている。キャプランは危機への予防的な介入を検討し、予防を第1次予防「地域社会」、第2次予防「早期発見・早期治療」、第3次予防「リハビリテーション」の3段階に分けて考えている。その中でもキャプランは特に第1次予防「地域社会」の役割を重視している。

　危機は、人びとが生活をしていく過程での発達的危機や社会変化などによる状況的危機まで幅広くある。そのため分類するのは困難であるが、大

図2-16-1　危機の分類

(1) 予期可能な危機＝発達型危機
①生物・心理・社会的危機：エリクソンのいう発達的危機で青年期・更年期・老人期などライフステージ移行期における危機
②地位・役割の変化による危機：発達過程で経験する種類のもので、入学、就職・転職・退職、結婚、転居など
(2) 予期困難な危機＝状況型危機
①喪失およびそれへの脅威としての危機：死別、入院、離婚、疾病、事故など
②社会ネットワーク未整備による危機：未熟児・障害児の出産、刑務所からの出所、施設からの退所など
③自然災害による危機：台風、地震、火災など
④急激な社会変動による危機：会社や職場の倒産、戦争など

出典）武田建・荒川義子編『臨床ケースワーク―クライエント援助の理論と方法』川島書店，1986, p. 103 を参考に筆者が一部改変.

別すると、予期が可能な**発達型危機**と、予期が困難な**状況型危機**に分類することができる。荒川は**図2-16-1**のように危機の分類を行っている[2]。

B. 社会の中での問題

危機介入に対するソーシャルワークはアメリカで発展し、さまざまな危機理論や実践モデルが構築されてきた。1942年11月にアメリカのボストンで発生した大火災のために、500人近い人びとが亡くなるという事故が、危機理論発生の起源となっているとされている。この火災事故で大切な家族や友人を失った人びとに対して、リンデマンらは積極的に援助を行った。そこでは、突然大切な家族や友人を亡くして悲しみを経験している人が、悲しみを受容していくためには、どのような援助をすることが必要であり、その後予想できる状況に対して、どのように対処していくか、という予防についての研究が行われた。その結果、遺族となった人びとが悲しみに悲嘆している急性悲嘆反応は、急な死別に伴う自然かつ正常な反応であり、短期の危機介入アプローチにより、悲しみを十分に表現することで、病的な方向へ落ち込む可能性を予防することが可能であることが明らかとなった。

1960年代後半になってからアメリカ社会は急激に変動し、人びとの社会生活にさまざまな危機や緊張が発生したために、緊急かつ即効性のあるサービスが必要とされる状況が増大していった。そのため、当時ソーシャルワークの中心的な存在であった伝統的なソーシャルワークよりも、危機介入に対するソーシャルワークとして、危機介入アプローチや短期ケースワークなどが注目されたのである。危機介入アプローチは、短期間に限られた人材で、ソーシャルワークの効果を上げることに適していると考えられ、1960年代から1970年代にかけて、ソーシャルワークのみならず臨床心理、保健・看護、精神保健等の分野で発展し、その後多くの場面で用いられるようになった[3]。

日本でも本来の危機のみでなく、人生の途上でのライフイベントや生活上に生じたあらゆる出来事への対処を援助する方法として、適用範囲は広がってきている。そしてそれぞれの専門領域の臨床家によって広く用いられるようになり、その有効性が期待されるようになってきている。

その中で特に注目されているのが、**災害ソーシャルワーク**である。災害の発生により被災者は瞬時に危機状態に陥る。日本では1995（平成7）年の**阪神・淡路大震災**や、2011（平成23）年の**東日本大震災**を機に災害ソーシャルワークに対する注目度が高まっている。これらの震災では広範囲

災害ソーシャルワーク
災害ソーシャルワークの対象者は、災害によって被害を受けたすべての人びとであり、支援活動に取り組む主体は、ソーシャルワーク専門職から非専門職のボランティアまでと幅広い。また災害直後から生活再建までが活動の中心となり、災害前から減災に向けた対策も含めた実践である[4]。

の地域社会で災害が発生し、被害の大きさと深刻さを考えると支援対象は甚大であり、人びとの生活を根こそぎ奪う結果となっている。災害ソーシャルワークでは、災害における人びとの生活を災害直後から支援することが求められる。被災者の生活を支援していく役割は、平時のソーシャルワークと本質的には変わらないものである。しかし平常時に求められる対象者のニーズと、被災者へのニーズや状況には大きなちがいがある[5]。

　ただ、災害を経るたびに、災害支援の現場では、その方法論の改善や新たな経験・知識が蓄積されており、災害時のソーシャルワークの実践は、東日本大震災以降に試行錯誤が繰り返されてきたと言える。

　被災者ニーズは時系列的に変化している。一例を示すと、①被災直後〜1週間：救出・避難、②1週間〜半年：避難所生活、③半年〜数年：仮設住宅生活、④数年〜長期、復興住宅生活・自宅再建などが挙げられる。危機介入アプローチには各時期において必要な取組みが求められる。

　また特に東日本大震災や **JR西日本福知山線での列車事故、大阪教育大学附属池田小学校児童殺傷事件** などの児童に対する事件、増加著しい児童虐待、いじめなどによる自殺、障害の受容などへの危機介入アプローチ等々、数多く実践されており、その成果も数多く報告されてきている。今後危機介入アプローチは伝統的ソーシャルワークとともに、重要性・必要性が高まっていくと思われる。

C. 解決策・視点

　人びとは日常生活を過ごしていく中で、さまざまな危機に直面しているのであるが、多くの場合は自分自身、もしくは家族や友人などの助けを受けながら対処して解決している。しかし危機がその対処の限界を超えている場合は、ソーシャルワーカーなどによる専門的援助を受けることが必要となる。危機介入アプローチでは、個人や家族が危機に直面して厳しい状況に陥っているクライエントに対して、危機の衝撃を緩和し、以前と同じレベルまでクライエントを回復させていくことが求められる。

　危機介入アプローチは伝統的ソーシャルワークとはちがい、短期間での援助モデルであることが特徴であり、危機に陥った状況から通常4週間から長くても6週間程度で終了する援助モデルである。期間が週単位と短いことは、その間に効果的なタイミングの適切な介入が必要であることを意味する。即時の介入が問題状況の長期化を防ぐことになるので、アウトリーチや24時間の相談受入れ態勢が重要になってくる。

［1］面接の初期段階における留意事項

危機介入アプローチを実施する面接初期に留意すべき点としては、次の2点が挙げられる。

(1) 初回面接のタイミング

危機介入アプローチでまず重要なことは、危機状態にあるクライエントが最も援助を必要としているタイミングで援助をすることである。多くの場合は危機に直面してからなるべく迅速に接することが、援助の効果を大きくする。それは、クライエントは危機状況にあるときは援助を素直に受け入れやすく、危機介入アプローチによる効果が期待できるからである。

援助開始までの期間としては、ケースによってちがいはあるが、一般的にはクライエントが危機に直面してから数日〜1週間以内であることが望ましいとされている。

(2) クライエントの緊張と不安の緩和

危機介入アプローチでの初回面接における目的の一つは、クライエントの緊張や不安を緩和することである。伝統的ソーシャルワークでもこの目的は同じであるが、危機介入アプローチでは面接回数が少ないことから、短時間でソーシャルワーカーとクライエントとの間で信頼関係を形成することが求められる。そのために、ソーシャルワーカーの援助能力の高さをクライエントに知ってもらうことが必要となる。ソーシャルワーカーの能力が高くても、クライエントがそのことを理解しなければ、短期間で信頼関係を形成することは困難となるからである。

危機介入アプローチにおける援助技術と伝統的ソーシャルワークとのちがいとしては、ソーシャルワーカーが受容的なかかわりを中心にするのではなく、危機状況に対して積極的にかかわっていくことや、専門的な権威をもつこと、非指示的ではなく、指示的な援助をすることなどが挙げられる。

［2］危機介入アプローチの基本的姿勢

(1) クライエントの問題解決への参加

クライエントはソーシャルワーカーと一緒に問題解決に参加することが必要である。危機介入アプローチを受けるクライエントは、強い苦痛や不安を抱えていることが一般的に多く、動機づけも高く、問題解決に参加しやすい心理状況にある。問題解決に積極的に参加することで、危機介入アプローチはさらに高い効果を上げることが可能となる。

(2) 家族や地域との協力関係の形成

危機介入アプローチを受けるクライエントは、医師、保健師、ソーシャ

ルワーカーを中心とした医療・保健・福祉専門職だけに頼るのではない。家族、友人、ボランティア、地域住民などとも協力関係を形成し、その協力関係を活用して援助していくことが効果的である。クライエントの生活場面を意識した協力関係、援助関係を形成することで、クライエントが生活する地域社会に落ち着かせることが可能となる。

［3］臨床的対応

　危機介入アプローチにおける臨床的対応として倉石は、次の6点 (1) ～ (6) を挙げている[6]。

(1) 支持

①援助を求めることは弱いことではなく、賢明な判断であることを伝える。
②クライエントの健康部分に着目し、健康部分を指示、強化する。
③クライエントに一定の知的説明をする。
④現在の危機状況は一時的な状況であり、今後回復することを保証する。
⑤ソーシャルワーカーといつでもコンタクトがとれることを保証する。

カタルシス
catharsis
心理治療の一つ。主体が無意識のうちに抑圧されている過去の苦痛で、屈辱的な、あるいは恐怖や罪悪感を伴う体験や表象を想起し、それを言語化するときに、その体験や表象にまとわりついている感情や葛藤がその言語表現とともに表出される。それによってたまっていたものが排出され、心の緊張がほぐれるようになる。

(2) カタルシスを促す

　クライエントが内的感情を自由に表出できるように促す。怒りや悲しみの感情が表現できないでいるクライエントには、クライエントの感情を受容し、誰にでも起こり得る感情であることを伝える。さらにクライエントに対して、クライエント自身がその感情を受け入れ、対処しなければならないが、その対処も可能であることも伝える。このようにしてカタルシスを促すことが、その後の援助効果を高めることにつながる。

(3) 解釈

　現在クライエントに生じている事態のもつ力動的な意味をクライエントに言葉で伝える。最初に現在の問題を明確化して伝えるが、あくまで現在の問題に直結した内面に焦点を当て、人格にかかわるような深い問題には必要なときがくるまでは取り上げない。

　また「今ここで何をするのか」に焦点を当てた、現在を重視した援助を行い、「現在の問題の原因となった過去」を取り上げるのは、直接援助に関係のある場合に限定し、未来に焦点を当てることが中心となる。

(4) 医学的介入

　危機状況では、日常生活リズムが崩れがちになる。クライエントの混乱はしばしば起こることであると伝え、医師の指示に基づく調整を行う必要のあることを伝える。

(5) 環境調整

　家族や友人、ボランティア、地域住民など、クライエントへの協力者・

援助者となりうる人的資源を見出し、できる限りの協力・援助を求める。専門職以外の協力者・援助者の存在が好影響を与え、急激な援助効果が現れることもある。

(6) 終結

危機介入アプローチでは、ソーシャルワーカーはクライエントの危機状況、自我の強さ、現実状況に応じて、迅速に援助をするのであるが、終結を明確にすることも必要である。終結に関しては、最初の面接で目標設定されていることが多いが、目標達成されたときが終結となるのである。または、クライエントが危機状況を脱して当面の問題が消失したと判断できるときに終結となる。

ただ危機介入アプローチでは、問題の原因を根本的に解決することが目標ではないため、クライエントが再度危機状況になる可能性はある。そのためクライエントが再度危機状況に陥ったときには、いつでもソーシャルワーカーを訪問しやすいような終結をしておくことが必要である。

D. 方法（事例）

● 事例─危機介入アプローチの実際と援助のポイント

(1) A君は現在11歳の男児である。家族構成は父35歳、母32歳と本児の3人家族である。A君の歩行が少し気になるため、母親が心配して先月近くの国立病院機構B病院で診断を受けたところ、ドュシャンヌ型**筋ジストロフィー**の疑いがあるとの診断結果を聞いた。確定診断のために国立病院機構C病院での受診をしたが、やはり結果はドュシャンヌ型筋ジストロフィー（以下、筋ジスと略す）とのことであった。小児科医師による病気に関する**ムンテラ**が行われたが、両親、特に母親の精神不安がかなり大きいとのことで、小児科在籍のソーシャルワーカーによって、危機介入アプローチによるソーシャルワークが実施されることとなった。

(2) 依頼を受けたソーシャルワーカーは、翌日C病院心理相談室において母親との面接を実施した。本来は両親との面接が望ましいのであるが、父親は仕事の関係もあるため、しばらく来院は難しいとのことであり、母親のみとの面接となった。急いで面接を実施したのは、初回面接のタイミングは重要で母親とはなるべく早くに面接を実施することが、その後の援助効果に影響を与えるからである。また筋ジスという病気は遺伝性疾患である可能性が高いため、母親とだけの面接をすることも必要と考えられるからである。

(3) 面接では母親の緊張や不安の軽減を第一に援助をしていくことが必要

筋ジストロフィー
進行性筋ジストロフィーのことで、筋肉が壊死・変性し、筋力がなくなっていく病気の総称である。たとえば歩くことが困難になっていく症状がある。ドュシャンヌ型筋ジストロフィーは予後が最も厳しい病気の型である。ほとんどが男児のみに発症する。
ドュシャンヌ型筋ジストロフィーの症状は幼児期の起立・歩行障害から始まり、10歳前後で歩くことができなくなり、以前は20歳程度で死亡することも多かった。現在では医学の進歩により30代を超えて存命できるようになった。

ムンテラ
ムンテラはドイツ語の「MundTherapie」から派生した略語で、医師から患者やその家族に、現在の病状や今後の治療方針などを説明すること。

である。危機介入アプローチでは短期間での効果が求められるため、自己紹介において社会福祉士・公認心理士・臨床心理士の資格を有していること、多数のケースを担当していることなどをあわせて話をした。伝統的ソーシャルワークとは話す内容が異なっているが、短期間で信頼関係を形成するためには専門的権威を母親に伝えることも重要なことである。また、ソーシャルワーカーが今後の見通しに希望をもっていることを、母親に早い段階で伝えておくことも、場合によっては不安の軽減に効果的であると思われる。

(4) 次に、母親には自分の感じたショック、否定、不安、怒り、悲しみ、とまどいなどの感情を自由に表出してもらえるようにすることが必要である。ここでは、受容と共感など**バイステックの７原則**の援助技術を用いながら、積極的傾聴をすることが基本であるが、それでもなかなか十分に感情の表出が困難なこの母親には、現在感じている気持ちは他の同様の経験をした人にも共通した一般的な感情であることを伝えていく。そして、母親が感じている否定的な感情を意識化して表出してもらうことにより、カタルシスを促すこととなる。今回の事例では、母親は子どもが遺伝性疾患である筋ジスと診断されたショック、その要因は母親である可能性が高いという何ともいえない感情、今後義母から何を言われるかという心配、病気の治療・訓練方法がまだわからないことへの不安、そして何よりもＡ君の寿命が30歳程度であるというショックや悲しみを、約２時間程度にわたって涙ながらに話したのだが、こうして面接の場がカタルシスの促しとなったと思われる。

(5) 母親が自由に表出した感情の後に、当面の問題を明確化することが次の援助の目標となる。明確化をきちんとしないと、母親は感情を異なった方向にぶつけてしまうことにつながりかねないからである。この事例では、Ａ君が筋ジスになってしまったのは、医療が進歩していないことへの怒りといった感情に発展しないように気をつけて面接を行った。危機介入アプローチでは、「今ここで何をするのか」に焦点を当てることが必要となる。母親がこれから対処していかなければならない従来とは異なる状況に、希望や安心感をもてるように焦点を当てて対処していくことになる。Ａ君の筋ジスは誤診ではなく事実であることや、Ａ君、母親、父親はこれから長期間筋ジスという障害と付き合っていくことを認められるように、障害理解や障害のある子どもの両親としての心理的特徴を正確に伝えながら面接をしていくこととなる。こうして喪失感を現実として受けとめられるようにしていくことが大切である。

(6) この事例では、危機介入アプローチの終結目標を、母親が「**日本筋ジ**

ストロフィー協会」やＣ病院内にある「筋ジス家族会」と連絡を取って、今後の対応について、同じ悩みをもつ家族会などに相談できる協力関係を得られることとした。実際には４度目の面接で、「日本筋ジストロフィー協会」と「筋ジス家族会」を紹介、最初のつなぎを行っている。最初の取り次ぎこそソーシャルワーカーが行っているが、その後は母親が自ら連絡や相談をし始めている。伝統的ソーシャルワークではそれ以降も大切な援助が続くことになることが多いが、危機介入アプローチでは最終目標が達成されたときが終結とされる。ソーシャルワーカーはこの地点での不安は若干感じながらも予定通り終結とした。ただ連絡先や面談のための手続き方法などを伝えておき、今後新たに不安が生じたときには、希望すれば面接を受けられることを説明して終結とした。

注）

(1) Lindemann, E., Symptomatology and management of acute grief, *American Journal of Psychiatry*, 101, 1944, pp.141-148.
(2) 荒川義子「危機介入」武田建・荒川義子編『臨床ケースワーク―クライエント援助の理論と方法』川島書店，1986，p.103.
(3) 荒川義子・松岡克尚「危機介入とソーシャルワーク―1980年代以降の米国の動向を中心に」『ソーシャルワーク研究』第21巻3号，1995，pp.23-24.
(4) 菊池遼「復興期の災害ソーシャルワークの役割・機能について検討する」『日本福祉大学社会福祉論集』第146号，2022，p.39.
(5) 米村美奈「災害時におけるソーシャルワークの機能と役割」遠藤陽一・中島修・家髙将明編著『災害ソーシャルワークの可能性―学生と教師が被災地でみつけたソーシャルワークの魅力』中央法規出版，2017，p.86.
(6) 倉石哲也「危機介入」小関康之・西尾祐吾編『臨床ソーシャルワーク論』中央法規出版，1997，pp.128-130.

第3章 展開過程の視点

　ソーシャルワーカーによるクライエントへの支援は、場当たり的に行われるものではなく、時間の流れに沿って一定の手順と方法をもって展開される。この手順と方法を「過程」と呼ぶ。ソーシャルワークには、実務の過程とクライエントとの関係過程とが存在するが、本章では実務の過程について実践的に理解を深める。

1

　ソーシャルワークの実践は、「過程」という時間的な流れの中で行われるものである。ソーシャルワークの実践に不可欠な要素である過程について、その重要性を理解する。

2

　ソーシャルワークの開始期における「インテーク（エンゲージメント）」、「アセスメント」、「プランニング」の目的や方法について実践的に理解する。

3

　ソーシャルワークの展開期における「支援の実施」、「モニタリング」の目的や方法について実践的に理解する。

4

　ソーシャルワークの終結期における「支援の終結」、「事後評価」、「アフターケア」の目的や方法について実践的に理解する。

1. 過程の重要性

　まず、過程の重要性について確認しておこう。**過程**とは、物事が変化し進行して、ある結果に到達するまでの道筋を言う。つまり、**時間的経過**である。この時間的経過は、ものづくりであれ、サービスの提供であれ、その特質にちがいがあるものの決しておろそかにできない要素である。

　ソーシャルワークの実践は、ある意味において、結果ではなく過程を重視すると言われる。それは支援の対象が人間であることと深くかかわりがあり、支援関係を通してクライエントもソーシャルワーカーも成長しうるという実践の価値に関連しているからである。より具体的に言えば、**民主主義や平等**、**個人の尊厳**、**変化の可能性**といった人間や人間社会への深い敬愛と理解を前提にしているからこそ、結果のみを追い求めるのではなく、どのような手続きを経て、どのように変化するのかという点に重きを置くのである。この点において、ソーシャルワークの実践は、民主的プロセスの手続きを踏むこと自体が大切で、結果は二義的とも言える。

　また、支援過程における**契約**、**同意**、**参加**などについても同様である。それらは、個の尊重という価値と倫理に裏づけられた支援の手続きである。したがって、人間は意思を備えた個的存在として尊重されなければならず、支援の実践においては、専門的な知識や技術、価値に裏づけられた支援の手続きが必要となるのである。

　さて、ソーシャルワークの過程は、一般に、ケースの発見に始まり、インテーク（エンゲージメント）、アセスメント、プランニング、支援の実施、モニタリング、支援の終結と事後評価、アフターケアと進んでいくが、これら一つひとつのプロセスは、決して機械的に区切られた時間の分割ではないという点に注意が必要である。ソーシャルワークのプロセスは、問題の性質や支援方法、理念や価値、知識や技術といった諸要素を含んだ支援の流れや手続きを指しているということを理解したうえで、改めて過程の概要について確認し、事例をもとに実践的に考えてみよう。

　なお、過程の理論的な理解については、本シリーズ第8巻『ソーシャルワークの理論と方法』の**第5章**を参照されたい。

2. 事例にみるソーシャルワークの過程

事例 会社を退職し悶々とした毎日を送る発達障害の女性

名前：A. I.

年齢：21歳　性別：女性

家族構成：父46歳、母44歳、弟4歳（4人で同居）

手帳の種類と等級：療育手帳C

障害支援区分：判定なし

生活歴：B市で出生。1歳から保育所に通所。発語の遅れはあったが、保育所では手のかからない静かな子どもだった。小学校に入学し、通常学級で過ごすが、学校生活に馴染めず小学4年生のときに特別支援学級に転籍。その後、市内の公立中学校の特別支援学級に入学。中学3年生のとき、知り合いから**放課後等デイサービス**の話を聞いたことがきっかけで市役所に相談し、**計画相談**や放課後等デイサービスの利用が始まった。中学卒業後、特別支援学校高等部に入学し、卒業後はC市にある企業の**特例子会社**に就職した。就職して1年が経過した頃から、会社の前まで行くと身体が動かなくなり無断欠勤が目立つようになった。就労支援センターが支援し、休職と復職を繰り返したが、本人の希望で退職となった。現在、在宅生活となり3ヵ月が経過している。

病歴：身体面の基礎疾患はない。約1年前に会社を欠勤するようになりDクリニック（精神科）を受診し、**不安障害**と診断され退職。退職後は定期通院をしていない。

相談に至る経緯：就労支援センターの担当者から、退職後の生活を「一緒に支援してほしい」と当相談支援事業所（E事業所）に連絡が入った。

望んでいる暮らし・訴え・困っていること：退職したが、また就職して自分のスマートフォン代を払えるくらいは稼ぎたい。しかし、どんな仕事をしたいかわからない。

本人や家族の問題：本人は、会社でうまくいかなかったことで自信をなくしている。家族は、ずっと家でダラダラ過ごすことはよくないと考えているが、親が話をすると、本人は反抗的な態度で、ときには物にあたる行動をするだけで先が見えない。家のみで過ごす生活から活動的な生活へ移行するきっかけが見つからないことが大きな課題となっている。

本人の能力や環境的問題：簡単な日常会話ができ、相手に合わせた相槌を

打つこともできるが、指示理解は不十分である。「わかりました」と返答
し、実際にできなかったり、失敗したりすると、「さぼっている」、「やる
気がない」などと評価され、本人は自信を失っている。

本人の趣味趣向・楽しみ・長所：学生時代はヒップホップダンスに打ち込
み、卒業後はピアノ教室に通っており、音楽が好き。YouTube ではゲー
ムの実況をするチャンネルを好んで観ている。母親が勤務する会社の友人
とバレーボールをする機会があり、スポーツにも関心がある。

その他：家族に反抗的な態度をとるが、家族を頼りにしている面もある。

　本事例では、さまざまな視点からの支援が考えられるが、ここでは「**就
労支援**」に焦点を当て考えてみよう。以下に示す〔SW の視点〕は、本事
例への E 事業所のソーシャルワーカーの支援過程である。

A. ケースの発見

　ケースの発見のあり方には、さまざまな場面が想定できる。本人が問題
に気づき相談機関に出向く場合や、第三者によって相談機関に持ち込まれ
る場合、あるいはソーシャルワーカーが積極的な介入（アウトリーチ）を
行う場合などが挙げられよう。支援の始まりがどのような形であるにせよ、
その場の思いつきではなく、時間的な流れや状況を考慮しながら、科学的
な手法をもって展開されなければならない。

〔SW の視点〕

• 就労支援センターの担当者から、退職後の生活を「一緒に支援してほし
い」と当事業所に連絡が入る。

B. インテーク（エンゲージメント）

　ソーシャルワークの過程において、初期のプロセスを**インテーク（エン
ゲージメント）**と言う。インテークは「受理面接」と呼ばれるが、単なる
事務的な受付ではなく、クライエントの不安や緊張の緩和、クライエント
の問題確認、支援機関の説明などを行う初期の面接を指し、その目的は
「問題の把握」と「支援関係の形成」に大別される。この場面において、
ソーシャルワーカーに求められるのは、何よりもクライエントが話しやす
い環境を整えることである。ソーシャルワーカーの**傾聴姿勢**や**受容的態度**
などを通して**信頼関係（ラポール）**が形成され、インテークの最終段階で
ある「契約」につながり、実際の支援が始まるのである。

アウトリーチ
outreach
接触困難な当事者に対
し、ソーシャルワーカー
の責任において行われる
積極的な介入。

インテーク
intake
受理面接。

エンゲージメント
engagement
契約。インテークとほぼ
同義ではあるが、イン
テークが「受理」という意
味合いにおいてソーシャ
ルワーカー中心に語られ
るのに対し、エンゲージ
メントは「契約」という
意味合いにおいてクライ
エントとソーシャルワー
カーの対等な立場を強調
する（協働過程）。した
がって、クライエントと
ソーシャルワーカーが対
等なパートナーシップを
形成していく過程と捉え
ればよい。

ラポール
rapport
信頼関係。クライエント
とソーシャルワーカーが
お互いに信頼し合い、安
心して交流ができる関
係。

〔SW の視点〕

■ 本人の表明している希望・解決したい課題

・また就職をしてスマートフォン代くらいは稼ぎたい。

・どんな仕事をやりたいか聞かれてもわからない。

■ ソーシャルワーカーが押さえておきたい情報

・母親から「自分のスマートフォン代は自分で稼ぎなさい」と言われたの
　で、就職してスマートフォン代くらいは自分で稼ぎたいと希望している。

C. アセスメント

　アセスメントとは、クライエントの抱える問題の解決やニーズの充足の
ために、どのような方法を用いて支援していくことが望ましいのかを考え
るための情報収集・分析・整理のプロセスを言う。クライエントや家族、
友人、地域社会などに関するさまざまな情報を収集し、問題の所在や背景、
クライエントの**ストレングス**などを評価することで、クライエントの置か
れている**状況の全体像**を理解するのである。

アセスメント
assessment
事前評価。

〔SW の視点〕

・自分自身の得意・不得意の理解ができていないのではないか。

・他者の言葉に含まれる意図を理解することが難しく、言葉通りの理解し
　かできていないのではないか。

・自分でやってみたいと思っても、過去の失敗から自信がもてないことが、
　チャレンジできない要因になっているのではないか。

・ヒップホップやバレーボールなどの活動的な側面を問題解決に活かせな
　いか。

ストレングス
strengths
クライエントのもつ身体
的・心理的・社会的能
力、長所、才能など、広
い範囲の「力」を包含す
る概念。

D. プランニング

　プランニングとは、アセスメントの結果を踏まえ、支援の具体的な方法
を選定し、支援計画を策定するプロセスを言う。まずは、**支援目標**の設定
が行われる。通常、支援目標は「**長期目標**」と「**短期目標**」とに区分され、
前者は将来的にどうなりたいかというビジョンを示し、後者は設定された
ビジョンを具現化するために一定の期間でクリアされるべき項目を表すも
のである。

プランニング
planning
支援計画の立案。

　次いで、支援目標の達成に向けた具体的な方法が選定される。すなわち
支援計画の立案である。プランニングは、クライエントの権利を基本に据
え「**エンパワメント**」を意識しながら行われる。

エンパワメント
empowerment
クライエントのもつ本来
の力（可能性、能力等）
を発揮できるようにする
こと。

〔SWの視点〕

■**解決すべき課題**（本人のニーズ）

・就職はしたいが、どのような仕事がやりたいのかわからない。

■**長期目標**

・自分に合った職業を見つけて、就職活動にチャレンジする。

■**短期目標**

・就労の訓練を始め、自分の得意なこと、苦手なことを確認する。

■**上記目標を達成するための計画**（具体的な方法）

・就労に向けた訓練を行いながら自分の得意・不得意を確認し、自分の長所を探す。また、就職に向けて自信をつけるために、**就労移行支援**のサービスを利用し、就労のための訓練および**就労アセスメント**を実施する。達成期間は6ヵ月とする。

・自分に合った職業を見つけるために、就労移行支援のサービスを利用し、就労に向けた職場見学や体験実習を実施する。達成期間は1年とする。

・当事業所のソーシャルワーカーと面談を行い、就労移行支援での体験を振り返り、できたこと、できなかったことの確認を行う（月に1回程度）。達成期間は1年とする。

・母親の友人とのバレーボールや地域のクラブ活動などを通して活動的な側面を引き伸ばし、積極的に訓練や体験に参加できるようにする。達成期間は1年とする。

E. 支援の実施

　立案された支援計画をクライエントとともに実行に移すプロセスである（**インターベンション**）。この段階において、ソーシャルワーカーは2つの働きかけを行う。1つは、クライエントの**パーソナリティ**に直接働きかけることによって問題の解決を図るものである。もう1つは、クライエントを取り巻く**環境**に働きかけるとともに、有効な**社会資源**を活用するといった間接的な方法である。このような**直接的な支援**と**間接的な支援**を効果的に組み合わせながら支援を展開していく。

インターベンション
intervention
支援の実施。

〔SWの視点〕

①プランに沿った形で、就労支援サービスを利用し訓練を行う。

・パソコンのスキルアップを目指した支援を中心に行う。

・就労アセスメントの結果をもとに本人と面談を行う。

②当事業所に定期的に通い面談を行う。

・就労支援での体験をソーシャルワーカーとともに振り返る。

- 何ができて、何ができなかったのか、何に楽しさを覚え、何に不快を感じたのかを確認する。
- 面談を通して自分の思いを語れるようにする（言語化できるようにする）。
③母親の友人とのバレーボールや地域のクラブ活動などに参加する。
- 活動的な側面を引き伸ばすと同時に、コミュニケーションの仕方や人との付き合い方を学ぶ。

F. モニタリング

モニタリングは、サービス提供の場面において、計画通りに支援がなされているか、計画された支援が効果を上げているかなど、**支援経過を観察する**ものである。モニタリングでは、①支援計画が適切に実施され、クライエントのニーズを充たしているか、②サービス内容が質・量ともに的確か、③サービスの提供状況に課題はないか、④クライエントの満足感や安心感を充たしているか、などが重要な指針となる。

〔SWの視点〕
- パソコンのスキルは徐々に身についてきている。本人も楽しいと話す。本人との話し合いの結果、今後も継続していくことを確認する。
- 就労アセスメントの実施や地域のクラブ活動への参加を通して、コミュニケーションスキルに課題があることを確認する。本人も周囲の人と話ができていないことを自覚している。本人との話し合いの結果、就労支援事業所と当事業所のソーシャルワーカーとともに、スキルアップを図ることを確認する。

モニタリング
monitoring
経過観察。

G. 支援の終結と事後評価

支援の終結は**ターミネーション**と呼ばれ、問題解決の過程をクライエントとソーシャルワーカーとが丁寧に振り返るプロセスである。また別の見方をすれば、支援は**円環構造**をなすものであるから、支援が継続していくケースにあっては、次の問題へ取り組むためのステップ（つなぎ目、架け橋）と捉えることができる。

支援を終結するにあっては、終結に向けての評価（**事後評価**）を行う必要がある。これを**エバリュエーション**と言い、支援の有効性や効率性を総合的に判断するプロセスを指す。サービス内容を確認する際には、①目標の達成、②問題の解決・緩和、③生活の改善、④支援の方法、⑤クライエントの役割、⑥ソーシャルワーカーの役割、⑦クライエントとソーシャルワーカ

ターミネーション
termination
支援の終結。

エバリュエーション
evaluation
事後評価。

ーの協働、などの視点からクライエントと**共同**して検討する必要がある。

〔SW の視点〕

- パソコンのスキルが身につき、本人もパソコンを使った仕事に就きたいと意思表示をすることができるようになったため、本人と家族とを交えた面談のうえ、一応の支援終結とする。ただし、コミュニケーションについてはスキルアップが望まれるため、就労支援やその他のサービスを利用し向上を図ることとする。

- 支援の終結に当たり、①将来的に同様の問題に直面した際に、自らの力で解決が図れるように、これまでのプロセスを確認・評価し、②残された問題を確認するとともに、将来的に問題になると予測されることについて対応できるよう助言を行い、③相談支援事業所などの機関を再利用する可能性を視野に入れ、支援の終結後においても困難が生じた場合には支援の再開が可能であることを伝え、クライエントとの**共通理解**を図る。

H. アフターケア

アフターケア
after care

アフターケアとは、支援の終結後に行われる社会生活への適応に向けてのサポートや問題再発の予防などを言う。たとえば、支援の終結後の公私における**人間関係のサポート**や、**社会への適応**を促すことを目的とした活動などが挙げられる。

フォローアップ
follow-up

また、支援の終結後においては、**フォローアップ**も重要となる。フォローアップとは、クライエントへの支援効果やその後の状況を調査・確認するものであり、特にその後の生活に再び同様の問題を抱える可能性のあるクライエントに対して有効な手法である。

〔SW の視点〕

- 定期的に面談や電話連絡を行う。
- 地域のネットワークを通じて、他の専門職や他の機関と連携して行う。
- できる限り地域住民や民生委員、ボランティアなどの協力を得て、地域生活における障壁を取り除いていく。

以上、支援過程について確認したが、実際の支援場面では用意された過程通りに支障なく進むケースばかりではない。それぞれのプロセスは重なり合っていることから、状況によっては前のプロセスに戻ることも考えられる。また、それぞれのプロセスにおいて、常にアセスメントが必要な場合もある。ここに示した支援の流れは、支援を効果的なものにしていくための根本的で本質的な要素であると考えてよかろう。

第4章 ソーシャルワークの方法

社会福祉士はミクロ・メゾ・マクロレベルの対象者に対し、幅広いソーシャルワーク実践に必要な知識と技術の統合を行い、専門的援助技術として概念化・理論化し体系立てて実践を行うことが求められている。ここでは地域社会に支援をすることも含めた実践能力の習得を目的としている。

1

ミクロ・メゾ・マクロレベルの対象者に対し、求められるソーシャルワークの展開過程の理論と対象への実践能力を身につけること、理解することを目的としている。

2

ソーシャルワークの実践をより効果的にするためには、多職種との協働が必要であり、多職種の視点と、そこから見られるソーシャルワークの専門的な視点、多職種との協働に伴う効果などについて理解する。

3

ソーシャルワークにおけるアウトリーチ、ネゴシエーション、ファシリテーション、プレゼンテーション、ソーシャルアクションなどの働きかけについて理解する。

4

実際の業務においても、地域や社会に求められるニーズを調査し、応えていくことは社会福祉士の役割である。社会調査によって得た情報をもとに将来の展望や課題を考え、地域社会への働きかけの方法について理解する。

1. ケースワーク

A. 歴史的点描

ケースワークは、個人に対するソーシャルワークの手法であり、技法である。ソーシャルワークの方法といわれるものの中では何より早くに理論化された技術である。あらゆる方法レパートリーの中では最も基礎となる、展開手段である。グループへのかかわりにしても、コミュニティへのかかわりにしても、ケースワークなくして成立しない。

ケースワークの起源は、1869 年の英国ロンドンで始まった**慈善組織協会**の活動にまで遡る。その頃、産業革命によって資本主義体制が確立したが、それは富める者（富裕者）と貧しき者（貧困者）の格差を拡大した。しかし、急増する貧困者への対策は、濫救と漏救により不公平を極めた。そこで、「施しではなく、友愛を」をスローガンとする友愛訪問によって組織的、計画的に貧困者（貧困世帯）への救済が行われるようになり、貧困から抜け出せるような援助の取組みが進められた。

この活動は後年、米国において目覚ましい発展を遂げた。米国も英国と同じ目的をもって進められたが、貧困者への援助は、ボランティアの友愛訪問員から、有給の専門職員に変化した。つまり、この取組みには科学的知識と技術の必要が認識されたのである。その基礎を作り上げたのは米国慈善組織協会の指導者**リッチモンド**であり、代表的な著作に 1917 年の『Social Diagnosis』と 1922 年の『What is Social Case Work ？：an Introductory Description』がある。彼女は「**ケースワークの母**」である。

日本にケースワークが紹介された時期は 1920（大正 9）年前後である。そして**今日のケースワーク**はソーシャルワークに統合された形で論じられることが多い。ジェネラリスト・ソーシャルワーク、コミュニティ・ソーシャルワーク、ファミリー・ソーシャルワーク、スクール・ソーシャルワーク、リーガル・ソーシャルワークといった専門用語もよく扱われるようになった。その中でケースワークはそれらの基盤であり、実践の拠り所であり、基本をなす。馴染みの言葉になって定着し、日常的に用いられてもいる。

慈善組織協会
COS: Charity
Organization Society

リッチモンド
Richmond, Mary Ellen
1861-1928
「ケースワークとは、さまざまな人のために、また、さまざまの人とともに、また、彼ら自身の福祉と社会の改善を同時に達成するよう、彼らと協力して、さまざまのことを行う技術」という定義を残している。これは、1915 年にシカゴで開催された全国慈善矯正会議において発表したものである。

今日のケースワーク
ケースワークは、正式にはソーシャル・ケースワークといい、ここにいう社会的（ソーシャル）とは、人びとの問題を社会と人間の双方の関係から捉えようとする態度である。ケースワークを行うには、相手に寄り添うことができなければならず、そのためには自分の身体・声・言語が他者に開かれていなければならないケースワークは万能ではない。他のソーシャルワークの方法レパートリーを駆使すること、他の福祉以外の技術の要請が時に求められる。

B. ケースワークの構成要素

　ケースワーク成立条件としての構成要素がある。それに関しては**パール
マン**の影響が大きい。彼女が示すケースワークの構成要素は、仲村優一に
よって日本に紹介された。有名な「4つのP」である。ただ、パールマン
自身が「4つのP」というように整理したわけではなく、この表現は、仲
村が名づけ親である。今日、日本で当たり前の専門用語として通用してい
る「4つのP」、すなわち、①人（Person）、②問題（Problem）、③場所
（Place）、④過程（Process）は、いずれも英語の頭文字が「P」になるこ
とから覚えやすい。また、パールマンは1986年、新たに「2つのP」と
して、⑤専門職ワーカー（Profession）、⑥制度・施策（Provision）を追
加した。これによって、「6つのP」と称することができる。

　ケースワークが成立するか否かどうかについては、「4つのP」、「6つの
P」これらの「P」のどれもが満たされていることが重要と言える。しかし、
それだけでよいだろうか。そもそもパールマンが「P」を2つを追加して
から30年以上にもなる。時代と社会の変化を反映させるならば、「7つ
め」以降の「P」を自分たちで探ってみることも大切なことのように思える。

　たとえば、ケースワークと受容について考えてみよう。**受容**とは受け入
れるのか、それとも受けとめることなのか。あるいは、そのいずれも含む
のか。

　相手の行動や考え方、発言や言い方に、自分が不満や嫌悪感をもったと
する。そうだとしても、私たちはその相手の人に親切に接することができ
るかどうか。親身になって気づかえるかどうかが問われる。

　実際、相手を受け入れることは容易ではないこともある。しかし、であ
る。受け入れることはできなくても受けとめることはできるかもしれない。

　誰にでも尊厳があり、尊敬はできなくても、尊重をしないとならない。

　このように考えると、受容は完全には達成することが不可能な絵空事で
あるといえるが、私たちは努力してみることで成長が見込まれる。すなわ
ち、新たなPとしての「進歩（Progress）」である。そして、そのような
勉強会を企画していくことがあるならば、「推進（Promotion）」といえそ
うだ。

C. バイステックの7つの原則

　そもそもケースワークを行ううえでの態度はどういうものであることが
求められるのか。自分が相手にかかわる関係は援助の成否を決める重要な

パールマン
Perlman, Helen Harris
1906-2004
診断主義と機能主義の統
合による問題解決アプロ
ーチの提唱者として有名
で、これは折衷主義と言
われる。また、workと
abilityの合成語である
ワーカービリティという
造語をつくり、サービス
を利用して問題解決に取
り組んで行く利用者の力
を表現した。動機づけ
（motivation）、 能 力
（capacity）、 機 会
（opportunity）で構成
される問題解決への3つ
の要素はMCOモデルと
いう。

バイステック
Biestek, Felix Paul
1912-1994
イエズス会の神父・司祭、PSW、博士（ソーシャルワーク）。イリノイ州生まれ。セントルイス大学で社会学の修士号を、ワシントンにあるカトリック大学でソーシャルワークの修士号と博士号を取得。クリーブランドでの高校教員を経て、ロヨラ大学に長年勤めた。

鍵といっても過言ではない。援助を必要としている人は、社会生活上の問題を抱えており、自尊心や他人に対する信頼感さえ失っている場合が少なくない。途方に暮れた状態である場合もある。ここでは、米国の社会福祉研究者のバイステックが提唱した7つの原則が大事な態度と言える[1]。

（1）個別化の原則

私たちは人間であるから、事務的に機械的に取り扱ってほしくないはずである。一人の人間として接してもらいたいのである。個別化とは、相手の個別性を理解して応対することである。その人に合った、その人に必要な、その人にとって意味ある援助とは何か。この世に同じ人は誰一人とて存在しない、誰もが一人ひとりかけがえのない存在、尊い存在であることを胸に刻んだ、個別的な理解と援助の姿勢と言える。

（2）意図的な感情表出の原則

私たちは怒り、悲しみ、恐れ、あるいは幸せなど、自分の気持ちをありのままに表したいはずである。意図的な感情表出とは、相手の感情を適切に表現してもらうことである。とりわけ、否定的な感情は、相手をますます苦境に立たすことにつながりかねないので、それを表現できるように励まし、意識的に受けとめていくことが大切である。

（3）統制された情緒的関与の原則

私たちは自分が表した気持ちについて、好意的な理解と応答がほしいはずである。つまり、共感してもらいたいのである。統制された情緒的関与とは、自分の感情を適切にコントロールして相手にかかわることである。身体・声・言葉の各メッセージが、相手への**傾聴**によって支えられることが何より必要である。相手の抱えた出来事と、出来事に伴う感情、あるいは感情に対して、それらを理解したうえで的確に伝え返していくのである。

傾聴
active listening

（4）受容の原則

私たちは人として、大切にされたい、価値のある人間として受けとめてほしいはずである。受容とは、相手を理解し受けとめることである。好き・嫌い、良い・悪いといった自分の価値判断をいったん脇に置いたうえで相手を受けとめるのである。しかし、受容と是認とは異なる。反社会的、破壊的な行為を認めることとはちがう。援助は、何が起こるかわからないが、その時々において、相手と歩調を合わせ、終始一貫して受けとめていくことが求められる。

（5）非審判的態度の原則

私たちは大なり小なり直面する問題を抱えるが、その問題に対しては善悪の価値判断をして欲しくないはずである。非審判的態度とは、相手を批判・非難しない態度で接することである。援助は、相手を追及することで

も、行動を改めさせようとするものでもない。相手は援助を受けること自体に苦痛を感じ、審判されることの恐れを抱いているかもしれない。相手が自由に語れるためには、相手を非難しないこと、馬鹿にしてはならないことが肝要である。

(6) クライエントの自己決定の原則

　私たちは自分の生活のこと、一生の問題に関することについては、自分なりに結論を下したいはずである。自分で選び、自分で決められることは人間としての自然な姿である。クライエントの自己決定とは、クライエント自身が自分で自分のことを考え、判断し、納得ができるよう後押しすることである。しかし、現実には、相手の能力、他者との関係性により、限界があることも考慮しなければならない。

(7) 秘密保持の原則

　私たちは自分に関することは、他者に知られたくないはずである。秘密保持とは、相手のプライバシーを守ることである。しかし、現実には、時に相手の了解を得ぬまま、情報提供する場合もある。もちろん、それは相手にとって最善の方法である場合に限られる。情報を共有し得た双方に、ともに秘密保持の義務が生じる。

　バイステックの７つの原則のうち、あなたが最も重要だと思うものについて、その理由も含めて仲間と話し合ってみよう。

　ケースワークの各原則は、相互に関連しており、どれ１つ切り離して考えてみてはならない。たとえば、個別に対応しなければ受容できないはずである。また、受容するということは審判しないことであり、それは相手の自己決定に通ずる。さらに言えば、秘密を守るからこそ感情（気持ち）を安心して出せるのであり、より共感した関与が可能になる。

　とはいえ、**ケースワークの原則**は、あくまでも理想的な援助関係のあり方を提示したものであり、いつでもこの原則が貫けるほど簡単にはいかないであろう。その意味では、各原則を、**自己覚知**や**自己コントロール**のためのバロメーターとして活用するのが望ましい。

自己覚知
self-awareness

注)
(1)　バイステック，F. P. 著／尾崎新・福田俊子・原田和幸訳『ケースワークの原則
　　　―援助関係を形成する技法（新訳改訂版）』誠信書房，2006.

2. グループワーク

A. グループワークという方法

今日、幅広い分野で活用される「グループワーク」には、主として2つの用法がある。

1つは、意図的なグループ経験を通じて個人が社会の中で機能する力を高め、また、個人、集団、地域社会の諸問題により効果的に対処できるよう、人びとを支援するソーシャルワークの方法の一つである。

もう1つは、教育・学習、あるいは研修などの場面で、数人ずつのグループに分かれて、討論や制作などを行う授業方法・研修方法のことで、受動的な講義形式の学習に対して、主体的に参加する**アクティブ・ラーニング**の手法の一つである。

アクティブ・ラーニング
active learning
学修者主体の学習手法の一つであり、学修者が自ら能動的に学びに参加するよう意図された学習法・教育法の総称である。

前者のソーシャルワークの方法の中で、グループワークが重要な方法として発展してきたのは、私たちが社会の中で生きていくうえで、所属するグループ（集団）から大きな影響を受けるからである。私たちは、家族、地域社会、学校、職場、趣味のサークル等さまざまな社会的グループに所属し成長していく。そのグループの中で、人と人との関係を築き（人間は人の間と書く）、役割をもち、親しくなったり、また対立したり疎遠になったりもする。こうした集団における「相互作用」の積み重ねが私たちの人間的成長に大きな影響を与えている。

グループワークは、このようなグループ内に働く力を活用しながら、同じような問題に直面している人の小グループを意識的に形成したり、あるいは既成のグループを活用して、グループの中での相互関係の体験を通して、問題の克服を援助する方法として発展してきた。

今日、この前者の「グループワーク」が活用される場面は、多職種連携やチームビルディングなどが求められる福祉・医療・健康などの幅広い領域で広がっているが、一方で、後者の能動的な教育・学習方法としてのグループワークも、アクティブ・ラーニングの発展、ワークショップやファシリテーションなどの学習の中で経験する機会が増えている。

ここでは、ソーシャルワークの方法の一つとしての「グループワーク」を演習形式で、すなわち「グループワーク」という学習形式を活用しながら、主体的・相互的、さらには体験的に学ぶというスタイルを試みること

にする。学習の過程での、グループワークのプロセスにおける参加者としての経験、気持ちや関係性の変化に気づき、振り返りを新たな学びに変えられるように、意識的な参加を期待したい。

B. 子育て支援のピアサポート活動

日本では、1990年代から、少子化が社会の重要な政策課題と認識されるようになった。1990（平成2）年は、いわゆる「1.57ショック」と言われるが、これは特殊な要因で過去最低であった1966（昭和41）年の合計特殊出生率1.58を下回ったときの衝撃が直接の契機となっている。

こうして、少子化対策、子ども・子育て支援が政策課題として登場し、「エンゼルプラン」（1994〔平成6〕年）、「少子化社会対策基本法」（2003〔平成15〕年）、「次世代育成支援対策推進法」（2003年）、「子ども・子育て支援法」（2012〔平成24〕年）など、総合的な対策が図られてきているが、出生数・出生率は低下を続けてきた。2022（令和4）年の日本国内の出生数は79万人台、合計特殊出生率は1.26で過去最低を記録している。

その要因には、未婚化、晩婚化に加え、子どもをもつことの機会費用の増大、子育ての孤立・孤独、仕事と生活の両立が難しいことなどがあると言われる。対策には、保育園の待機児童問題の解決、児童手当などの経済的支援、ひとり親支援、育児休業制度の利用促進などがあり、さらに2023（令和5）年には政府は異次元の少子化対策を発表している。

なかでも子ども・子育て新制度は、①幼児教育、②保育の量的拡大、③地域の子ども・子育て支援が政策の柱となっているが、本節では、この3番めの地域の親支援の方法として行われるグループワークを取り上げる。

特に、ここでは乳幼児をもつ親のピアサポート活動として、当事者（親・保護者）の力の発揮を促しているグループワーク活動に取り組んでみたい。

参考にするのは、鳥取県教育委員会が作成した「とっとり子育て親育ちプログラム―親同士で学びあう参加型学習のススメ（改訂版）」である[1]。

なお、本節における子育てピアグループについては**表4-2-1**のように設定する。

表 4-2-1　子育てピアグループの設定

- グループは、地域子育て支援拠点を利用する乳幼児をもつ親（主としてママ）のピアサポートグループである。
- 参加者は、乳幼児をもつ親（主としてママ）として、その役割を演じる（ロールプレイ）。
- 4〜5人のグループをつくる。
- グループに分かれたら、その中の一人が先輩ママ（子育てアドバイザー）になって、ファシリテーター（進行役）として、グループワークを進行する。
- ママの年齢は30歳台程度を想定、仕事はしておらず、第1子の乳幼児をもつ親（ママ）が集まるピアグループという設定とする。

出典）筆者作成.

アイスブレイク
ice break
研修を始める前に行う簡単なゲームを指す。参加者の緊張をほぐし研修の効果を高め、場の空気を作るために重要な要素として、研修・学習の機会に取り入れられている。「アイスブレイキング」とも呼ばれる。
→ p.128

C. グループワークの導入―「アイスブレイク」

　アイスブレイクを通じて参加者の雰囲気を和ませ、アクティビティ（主たる活動）で参加者の思いや気持ちを導き出し、学習の目標を達成することをサポートする。アイスブレイクのゲームには、さまざまあるが、ここでは、グループ分けにも使える「バースデーライン」を紹介する（図 4-2-2）[1]。

ファシリテーター
facilitator
ファシリテート（facilitate）は「容易にする、促進する」という意味である。グループ活動や会議などで、物事がうまく進むように、参加者の発言を引き出したり、話し合いが円滑に進むように舵取りをする進行役のことを言う。

図 4-2-2　バースデーライン

1. みんなで円になります。
2.「バースデーライン」の説明をします。

- ファシリテーターの合図で、言葉を使わないで身ぶり手ぶりで自分の誕生日を相手に伝えます。
- 1月1日を先頭に、誕生日の早い順に並びます。
- 並び終わったら、順番に誕生日を言ってもらいます。

※できあがった列を基に、話し合うための4〜5人のグループを作ることもできます。
※「名前のアイウエオ順」、「電話番号（携帯電話）の下2桁の小さい順」、「7桁の郵便番号順」、「現在のやる気度を%で表してもらい、その順」などでもできます。

出典）鳥取県教育委員会「とっとり子育て親育ちプログラム―親同士で学びあう参加型学習のススメ（改訂版）」鳥取県ウェブサイト, 2018, p. 10.

D. ワーク「みんなちがってみんないい」

参加者それぞれが、「わたし」に目を向けてみるためのワークである[1]。

(1) 自分のよいところ、得意なこと、趣味、好きなところなどを「長所」の欄に、苦手なことなどを「短所」の欄に記入しよう

長所	短所

(2) 自分の長所または短所に対するプラスのコメントをグループ内でもらおう

さん	さん	さん	さん

(3) メンバーのやりとりの中で気づいたことをメモしよう

(4) 振り返り

　自分の見方と他の人の見方は、同じだったか、ちがっていたか。人それぞれは自分の価値観をもって生きている。ちがいを認め合うことで、より私は私でいいのだと思えたらいい。ちがいがありながらも一緒に生きているところが地域だと思う。自分を大切にし、他の人とつながってもらいたい[1]。

E. ワーク「プレママ・プレパパ　お悩みビンゴ！」

　ここでは、出産が予定されているが、子どもはまだ生まれていないプレママ、プレパパになってみてほしい。

　赤ちゃんに会えるのが楽しみ。でも、出産・子育てには、不安や悩みはつきもの。他のお母さん、お父さんになる人はどう思っているのだろう。不安を出し合い、生まれてくる赤ちゃんとの生活を思い描いてみよう[1]。

（1）ビンゴカードを作ろう

　ワークシートの「先輩子育てママ・パパの大変だったこと・悩み・不安」を参考にして、あなたが不安に思っていることを選んでみよう。

　ビンゴカードの1マスに一つずつ番号で記入する。

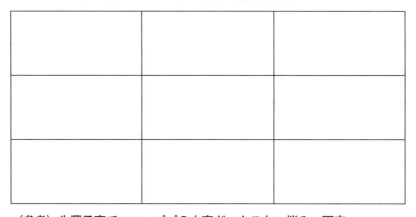

（参考）先輩子育てママ・パパの大変だったこと・悩み・不安

①出産・出産準備、②赤ちゃんのお世話（授乳、おむつ、お風呂など）、③子どもの病気のこと、④夜泣き、⑤家事（洗濯・掃除・買い物・食事の用意など）、⑥上の子のお世話、⑦多胎児の育児、⑧お金のこと、⑨仕事との両立、⑩入園のこと、⑪家族のこと、⑫しつけ・叱り方のこと、⑬相談相手がいない、⑭保護者同士のお付き合い、⑮**マタニティブルー**、⑯その他

（2）グループ内で紹介し合う

　順番に、自分が記入したものについて、紹介する。他の人が発表したものでカードに同じ番号があれば○をつける。悩み・不安が共有できる。

（3）グループごとに発表する

　どんな不安・悩みが出てきたか、みんなで共有しよう。

（4）振り返り

　出産・子育てには不安と悩みはつきものだが、一人で抱え込まず、解消できるものは解消しておくことが大事。「こんなことを聞いてもいいのか

マタニティブルー
maternity blue
妊娠中や出産後のママに見られる、心身の症状で、心や体、生活の変化などが原因で、イライラや不安、緊張、食欲不振、頭痛などの症状が起こることを言う。

な」、「自分だけかもしれない」と悩まず、相談できる人を見つけて聞いてみよう。ワークは、そのときのための心の準備でもある。あなたの周りには、味方になってくれる人がたくさんいるはずだ[1]。

F.ワーク「子どものすることなすことイライラお助け隊」

　子どもが成長するにつれ、親の思う通りにいかないことも多くある。子どもの行動にイライラした経験を話しながら、子どもの自立に向けての親のかかわり方について考える。

　子育て中の親は、何をするにも子どもの分まで準備や気配りをしなければならない。そのため、時間に追われて「わかっているけど、ついイライラしてしまう」。さて、朝の時間を思い出してみよう。目が覚めて、ごはんを食べて、歯みがきをして、トイレに行って、着替えて、カバンの準備をして……そんな日常の、園や学校に行くまでの慌ただしい時間を、いつもどのように過ごしているか情報交換しながら、自分の忍耐強さについても、大いに語ってもらいたい[1]。

(1) 子どもにイライラしたときのことを思い出して、書き込もう

子どもへのイライラ その内容	あなたは どうしたか？	子どもの様子は どうだったか？

(2) そのとき、どうすればよかったと思うか

　(1) と (2) の順に、その内容を紹介し合い、共有しよう。きっと多くの共感が生まれていると思う。

(3) イライラを軽減するためのアイデアや工夫を考えよう

　その後、みなさんのイライラが少しでも軽減する方法、子どもとのコミュニケーションでのアイデアや工夫を考え、グループから出てきたアイデアを紹介してほしい。

(4) 振り返り

　子どもが親の思う通りにいかないのは、成長している証とわかっていても、忙しいときには冷静に対応することは難しい。感情にまかせて叱ることがないように、"待つ"時間を心がけて、子どもの自立に向けて、任せることを増やしていけるとよい[1]。

G. ヘルパーセラピー原則

ヘルパーセラピー原則
the helper-therapy principle
リースマン（Riessman, F.）によると、「援助をする人が最も援助（利益）を受ける（those who help are helped most）」ことである[2]。

ピアサポート
peer support
「ピア」（peer）は、仲間、対等、同輩、「仲間同士の支え合い」のことであり、上下関係になりがちな専門家の支援に対して、同じ問題や困難を抱える当事者同士の対等な関係のもとでの支援である。

　本節では、子育て中の親になってもらい、自分たちの抱える問題を話し合って共有することで、子育てにポジティブな気持ちをもち、力を発揮できるように考えられた**ピアサポート**のグループワークに取り組んでみた。

　不安や悩みを共有する中で、共感が高まったり、明日からの子育てに頑張っていこうという気持ちが感じられることもあったかもしれない。

　グループワークの中でも、セルフヘルプ活動やピアサポート活動が治療や問題解決に効果的である理由として、そのグループメンバーの関係の中に、ヘルパーセラピー原則が働いているからだといわれる。

　グループのメンバーが援助者役割をとることによって自分自身の問題をよく理解できるようになったり、「自分も役に立っているのだ」という自尊感情を回復させ、「会の活動が生きがいで、逆に自分が元気をもらっている」という声にもそれが現れている。また、他者を説得することが自己を説得することにもなり、同じような問題をもつ人のことで苦闘する中で、援助者は自分の問題について距離を置いてみることができることも、ヘルパーセラピーの効果と言える[3]。

　模擬的なピアサポートグループの話し合いのプロセスの中で、こうした感じ方に気づくことができたら、グループの不思議な力が働いたことを体感したということになるだろう。

注）
(1)　鳥取県教育委員会「とっとり子育て親育ちプログラム―親同士で学びあう参加型学習のススメ（改訂版）」鳥取県ウェブサイト，2019.
(2)　Riessman, F., The"helper"therapy principle. *Social Work*, 10（2），1965, pp.27-32.
(3)　久保紘章・石川到覚編『セルフヘルプ・グループの理論と展開―わが国の実践をふまえて』中央法規出版，1998.

3. コミュニティワーク

A. コミュニティワークとは

　「コミュニティワーク」は、かつてのソーシャルワークの3分類、ケースワーク、グループワーク、コミュニティワークという分類を踏襲したワードである。今日のソーシャルワークでは、**ミクロ・メゾ・マクロ**のレベルからその実践を分類するが、その点からはメゾ〜マクロの視点からのソーシャルワークであり、コミュニティ、社会、制度・政策に焦点を当てるソーシャルワーク実践と言える。

　日本のソーシャルワークの発展においては、1990年代に、個別支援と地域支援を融合させる実践を**コミュニティ・ソーシャルワーク**としており、その幅広い実践は各地域に広がり、本書にも**第5章**に事例が紹介され、関連する地域福祉計画に関しても論じられているが、ここでは、一般的な地域社会における福祉コミュニティづくり、地域づくりの実践をコミュニティワークと捉え、取り組むテーマとして、子ども・子育て支援を取り上げる。

　ここでの課題として、子ども・子育てを取り上げるのは、日本における人口の少子化問題があり、背景には家族構造の変化に加え、非正規雇用の増加などもある。子ども・子育てが生活上の困難な課題になっており、政策的にも1990年代から少子化対策、子ども・子育て支援策が繰り返し打ち出されているからである。少子化社会対策大綱（2019）の主な施策には、「結婚支援」、「妊娠・出産への支援」、「仕事と子育ての両立」、「経済的支援」に加え、「地域・社会による子育て支援」が柱になっており、特に地域・社会に焦点を当てたい。

　以下の演習では、小学校区ほどの小地域を担当するコミュニティワーカーになり（**ロールプレイ**的に）、そのワークとして、①子育て支援のニーズを把握する、②子ども食堂開設の相談、食支援の相談対応、③コロナ禍でパントリー活動に転換した中で見えてきた困窮への対応、を地域社会においてどのように実践するかを考える演習に取り組んでもらいたい。

B. 子ども・子育て支援のニーズを把握する

　コミュニティワークの基本的な展開過程は、問題（ニーズ）把握→活動

ミクロ・メゾ・マクロ
ソーシャルワーク実践の対象は、ミクロ（小領域）、メゾ（中領域）、およびマクロ（大領域）に分けられる。ミクロ領域には、個人のもつ生活問題への支援、家族（小集団）等への介入や支援などが含まれる。メゾ領域の実践は、地域における住民の組織や、社会福祉サービスを提供する機関などにおいて行われる。マクロ領域には、（地域社会とその実践）、自治体の調査、計画立案、実施と評価、国の政策立案、実施、評価、社会サービスのマネジメントなどが含まれる。

コミュニティ・ソーシャルワーク
地域において生活上の課題を抱える個人や家族に対する"個別支援"と、それらの人びとが暮らす生活環境の整備や住民の組織化等の"地域支援"をチームアプローチによって統合的に展開・実践する援助技術である。

ロールプレイ
role play
ある特定の（自分と違う）立場の人（場合によっては、動物やモノの場合もある）になったつもりで、ある問題について考え、それを表現することによって、実際の対処や、他者の気持ちを理解することをねらいとした学習方法である。

主体の組織化→計画策定→計画実施→評価、のプロセスをたどる。この実践の第一歩は、地域社会の問題・課題（ニーズ）を把握することにある。

［1］一般的な地域子育て支援ニーズを把握する

　まず、地域の一般的な子育て支援ニーズには、どんなものがあるのか、考えるために、既存の調査結果を参照してみよう。

　2014（平成26）年の内閣府の調査では、子育てをする人にとっての地域の支えの重要性を聞いたところ、9割が地域社会の支えが「重要だと思う」と回答している[1]。

　地域社会で子育てを支えるために重要なこととしては、「子どもの防犯のための声かけや登下校の見守りをする人がいること」が64.1％で最も多く、次いで「子育てに関する悩みについて気軽に相談できる人や場があること」（58.1％）、「子育てをする親同士で話しができる仲間づくりの場があること」（54.5％）の順となっている[1]。

　重視する項目に大きな男女差は見られないが、女性が男性より多く挙げているのは、「子どもの防犯のための声かけや登下校の見守りをする人がいること」（男性58.1％、女性68.9％）と「不意の外出や親の帰りが遅くなった時などに子どもを預かる人や場があること」（同35.3％、45.0％）がある。男性が女性より多く挙げているのは、「子どもと一緒に遊ぶ人や場があること」（男性45.2％、女性39.4％）、「子どもにスポーツや勉強を教える人や場があること」（同39.1％、27.0％）である[1]。

［2］担当地域の子育て支援ニーズを把握する

　つぎに、担当する地域（小学校区）に、どのような子ども・子育てニーズがあるのか、見えないニーズはあるのか、何が問題になっているのか、把握してみよう。

　その方法としては、既存資料・メディア情報、日常業務・関係機関からの把握、地域の社会資源（施設や活動など）、当事者（子ども・親など）の声、の点から（以下の項目に沿って）、どのようにニーズ情報を収集するか、そのアイデアを挙げて、個人ワーク、グループワーク、そしてクラス全体での共有を図ってみよう（表4-3-1）。

　さて、子育て中の親の不安や悩み、困りごとのようなニーズに関する情報が把握できただろうか。前節のグループワークにおいても、子ども・子育てニーズをテーマにしたので、そのワークも参考にしたい。

表 4-3-1　担当地域のニーズ情報の収集

既存資料・メディア情報	
日常業務・関係機関からの把握	
地域の社会資源（施設や活動など）	
当事者（子ども・親など）の声	

出典）筆者作成．

　また、ワークに取り組んで地域特性のようなものが見えてきただろうか。以下に、ニーズ・情報把握の際に、どの地域社会でも参考になりそうな情報源や資源を挙げておく。

（1）市町村子ども・子育て支援事業計画

　市町村に策定義務があるこの計画は、ニーズ、政策・事業などが基本的記載事項として総合的・包括的に記載されているので、参考にしたい。

①教育・保育提供区域の設定

②各年度における教育・保育の量の見込み

③教育・保育の提供体制の確保の内容およびその実施時期

④地域子ども・子育て支援事業の量の見込み

⑤地域子ども・子育て支援事業の提供体制の確保の内容およびその実施時期

⑥教育・保育の一体的な提供に関すること

⑦施設等利用給付の円滑な実施に関すること

　なかでも、④、⑤の地域子ども・子育て支援事業は、市町村が地域の実情に応じて実施する事業で、情報提供や相談・助言を行う「**利用者支援事業**」や「**地域子育て支援拠点事業**」、一時的に子どもを預かる「**一時預かり事業**」、利用時間を超えて保育する「**延長保育**」、病児を一時的に保育する「**病児保育**」、放課後に保護者が家庭にいない小学生への「**放課後児童クラブ**」など、13の事業がある。こうした事業・プログラムを把握しておきたい。

　市町村行政は、このほか、統計情報、総合計画、地域福祉計画などに情報を掲載しており、既存資料の代表的なものとして、押さえておきたい。

（2）インターネット情報

　小学6年生の5割、中学2年生の8割がスマートフォンを所持しているという調査結果がある。約9割の親がSNSを利用しており、子育て中の

子ども・子育て支援事業計画
市町村子ども・子育て支援事業計画は、5年間の計画期間における幼児期の学校教育・保育・地域の子育て支援についての需給計画（新制度の実施主体として、全市町村で作成）。幼児期の学校教育・保育・地域の子育て支援について、「量の見込み」（現在の利用状況＋利用希望）、「確保策」、「実施時期」を記載する。

地域子育て支援拠点事業
地域の子育て家庭が気軽に集まることで、子育て中の親子の交流を深めたり、子育ての不安や悩みを相談したり、さまざまな子育て支援サービスを受けることができる場を提供することで、子育てを支援する取組みである。

放課後児童クラブ
保護者が仕事などで昼間家庭にいない主に小学生児童を対象に、授業の終了後（放課後）に適切な遊びおよび生活の場を与えて、その健全な育成を図る事業である。

AsMama（アズママ）
地域に住む人びとや、活動団体、企業、遊休地のもつ価値を発掘・育成し、さまざまなステークホルダーと連携しながら、住人の交流機会を提供する事業体で、専用アプリ「子育てシェア」（登録会員数7万人以上）を地域にカスタマイズして実装し、「共に頼り合えるコミュニティ」をつくっている。

親の場合は、外出も難しいという状況からも、スマホ、SNSが買い物やサービス利用などを含めた生活面においても主要な情報手段になっている。

地域子育て支援の面からは、ホームページで子育て情報を提供したり、オンラインの子育てサロンができていたりする。生活や子育ての「頼り合い」をマッチングするアプリに、「AsMama（アズママ）」があり、活用が広がっている。インターネットは、検索ができる情報リソースとして重要であり、また資源を把握する手段としても有効である。

それだけ頼りになる情報ではあるが、正確な情報の判別がつかないという不安も多く、情報の真偽がわかりにくく、SNSに惑わされる面もあることには注意が必要だろう。

2016（平成28）年には、「保育園落ちた、日本死ね！」と題した匿名ブログに端を発し、国会前のデモ行動にまで発展し、待機児童問題が大きな注目を集めたことも記憶に新しい。インターネット、SNSは、このように問題提起の媒介となり、情報が拡散され、問題を多くの人に知らせる役割にも大きな影響力がある。

（3）社会資源マップ

子育てに関して、地域資源の状況をマップにして、施設や活動、相談場所などの情報をまとめて、わかりやすく提供する例も多く見られる。

「子育て応援マップ」は、乳幼児期から未就学の子育て関連施設や遊び場所、相談会場などを紹介し、地域子育て支援拠点のウェブサイトとも連動させ、最新の活動情報などにアクセスできる仕組みを構築している例も見られる。

「子ども食堂マップ」も、多くつくられている。市町村自治体や子ども食堂ネットワークが地域の独自のマップに子ども食堂を紹介する例がある。認定NPO法人全国こども食堂支援センター・むすびえは、身近な小学校の学区内に「子ども食堂はあるか」が一目でわかる子ども食堂マップを、全国で作成し、ホームページで検索できるようにしている。位置情報がわかることは、その資源にアクセスする際に最も重要な情報となる。見える情報としてのマップにも注目しておこう。

子ども食堂
子どもが一人でも行ける無料または低額の食堂である。「地域食堂」、「みんな食堂」という名称にしているところもある。いずれも、公的・制度的なものではなく、民間の自主的・自発的な取組みである。制度が整備されていないにもかかわらず、子ども食堂の数は増加の一途をたどり、2022（令和4）年現在、全国で約7,000ヵ所にのぼっている。

C. ワーク—子ども食堂開設の相談、食支援の相談対応

ここでは、「地域に子ども食堂をつくりたい」と考えた学生がゼミ活動として、あるいはサークル活動として、子ども食堂を実現させるワークに取り組んでみたい。

思いはあっても学生だけでは、どのように始めてよいかわからない。そ

こで、近くの小学校区を担当するコミュニティワーカーに相談した、という設定とする。コミュニティワーカーとしては、どのように活動を支援するのがよいだろうか。

　ここでは、三重県の「子ども食堂開設ハンドブック」[2] を参考に、以下のポイントで情報提供し、関係機関につなぐ、といったコーディネート、支援をどのように行ったらよいか考えてみてほしい。

　グループ内でアイデアや意見を出し、さらにクラス全体で共有しよう。

[1] 開設までのステップ

　まずは、開設までのステップで、学生グループが取り組むこと（コミュニティワーカーが支援すること）を具体的に挙げてみよう（**表4-3-2**）。

　こうして、コミュニティワーカーの支援もあり、学生による子ども食堂を始めることができた。多くの地域の子どもたちが参加してくれて、にぎやかな場になり、子どもたちの、ごはんがおいしい、いっしょに遊べて楽しい、という声が多く、ボランティアで行っている学生からも、やりがいがあって、子どもたちから元気とパワーをもらっている、という声が聞かれた。

表4-3-2　子ども食堂開設までのステップ

開設までの ステップ	学生グループが取り組むこと （コミュニティワーカーの支援）	ヒント
ステップ1 子ども食堂を 見学しよう！		活動している子ども食堂の情報を得る
ステップ2 仲間を見つけよう		活動仲間を集める、連携先を考える
ステップ3 計画を立てよう		目的、参加者、日時、場所、頻度・規模など
ステップ4 必要なものを 集めよう		会場・設備、食材料、資金、届出など
ステップ5 知ってもらおう		周知、広報・PRの方法、案内先
ステップ6 始めてみよう プレオープン		当日運営の準備物、運営スケジュールなど

出典）三重県子ども・福祉部子育て支援課／NPO法人太陽の家　取材・編集「子ども食堂開設ハンドブック―地域で作る子どもの居場所」三重県ウェブサイト，2019，pp.4-11をもとに筆者作成.

［2］食料支援を活用する

運営面では、子ども食堂に必要な食材料の確保が課題になっている。ただ、仕事や学業が忙しく、ボランティアとして直接活動には携わることが今は難しいけれども、食料を寄付はできる、寄付したいという人は少なくない。子ども食堂に、食料支援をお願いするには、どうしたらいいだろうか。コミュニティワーカーとしては、どのような提案ができるだろうか。つぎの点から、子ども食堂につなげる方法を提案してもらいたい（**表4-3-3**）。

表4-3-3　子ども食堂―食料調達の方法

子ども食堂への食料の直接寄付	
子ども食堂への金銭寄付	
フードバンクなどの支援団体	
その他	

出典）筆者作成.

フードバンク
food bank
安全に食べられるのに包装の破損や過剰在庫、印字ミスなどの理由で、流通に出すことができない食品を企業などから寄贈してもらい、必要としている施設や団体、困窮世帯に無償で提供する活動である。

D. ワーク―フードパントリーに転換した中で見えてきた困窮への対応

各地の子ども食堂が、2020（令和2）年からのコロナ禍の中で、集まって食事をとる子ども食堂は活動を休止せざるを得なかったが、生活に困窮し支援を必要とする世帯は増加傾向にあったため、「フードパントリー」と呼ばれる食料配布や弁当配布に形を変えたところも多い。それまで地域社会で育んできたつながりをつなぎとめながら、困窮家庭を支え続けているが、エネルギー・食料品等の価格上昇の中、経済的に厳しさを増した家庭も多く、ますますニーズが高まっている。

フードパントリー
food pantry
ひとり親家庭や生活困窮世帯など、さまざまな理由で日々の食品や日用品の入手が困難な方に対して、企業や団体などからの提供を受け、身近な地域で無料で配付する活動（場所）のこと。

子ども食堂が、こうしてフードパントリーに転換する中で、一時的に困窮した家庭、ひとり親家庭、多子家庭などの経済困窮の状況が具体的に見えてきて、特に子どもの貧困の状況が個別的に見えてきた、と言われる。こうした孤立・困窮の個別的なニーズが見えてきたことに対して、コミュニティワーカーとして、どう対応・問題解決をすることができるだろうか。以下の視点で、考えてみてもらいたい（**表4-3-4**）。

表 4-3-4　孤立や貧困の問題に対してできること

項目	具体的に学生や地域と協働でできること
生活困窮の機関につなぐ	
生活困窮の資金貸付を紹介する	
フードパントリー活動を充実させる	
子どもが安心して暮らし成長できる地域づくり	

出典）筆者作成.

　制度的には、2015（平成 27）年施行の**生活困窮者自立支援法**では、「子どもの学習・生活支援事業」が任意事業として位置づけられている。また、文部科学省の就学援助制度は、**学校教育法** 19 条を根拠に教材購入や給食費等の援助が実施されている。

　市町村の社会福祉協議会は、生活福祉資金貸付の窓口となっているが、新型コロナウイルス感染症に伴う生活福祉資金の「緊急小口資金」、「総合支援資金」の特例貸付の期間は終了したものの、困窮した生活状況の把握においては、大きな意味合いがあった。

　さらに、2013（平成 25）年に成立した**子どもの貧困対策法**に基づき、子どもの貧困対策に関する大綱がつくられ、その重点施策として、①教育の支援、②生活の支援、③保護者に対する就労の支援、④経済的支援が推進されている。こうした法制度に基づく支援についてもつなぐことができるように、制度に関する情報を知っておく必要がある。

子どもの貧困対策法
正式名称は「子どもの貧困対策の推進に関する法律」。

　また、最近では、本来大人が担うと想定されている家事や家族の世話などを日常的に行っている子どものことを「**ヤングケアラー**」と言うが、そのケアの責任や負担の重さにより、学業や友人関係などに影響が出てしまう問題が、子どもの福祉の重要な課題として認識されてきている。地域社会におけるヤングケアラーの存在に気づき、必要な相談対応につなぐこと、地域社会でサポートできること、などについて考えていくこともコミュニティワーカーとしての重要な視点である。

ヤングケアラー
young carer
家族にケアを要する人がいる場合に、大人が担うようなケア責任を引き受け、家事や家族の世話、介護、感情面のサポートなどを行っている、18 歳未満の子どものこと。

注）
(1)　内閣府政府統括官（共生社会政策担当）「家族と地域における子育てに関する意識調査報告書」内閣府ウェブサイト，2014.
(2)　三重県子ども・福祉部子育て支援課／NPO 法人太陽の家取材・編集「子ども食堂開設ハンドブック―地域で作る子どもの居場所」三重県ウェブサイト，2019.

4. ケアマネジメント

A. ケアマネジメントの始まりと展開

ドラッカー
Drucker, Peter Ferdinand
1909-2005

「マネジメント」とは和訳すると「経営管理」などと呼ばれる言葉で、アメリカの経営学者ドラッカーの著書『マネジメント』[1]によって広く知られている。当初の経営分野のみならず教育やスポーツなど各分野でマネジメントの必要性が叫ばれる昨今であるが、この言葉が福祉領域に導入されたのは、1970年代後半のアメリカにおける精神障害者への在宅支援活動においてであり（当時はケースマネジメントと呼ばれていた）、その後世界各国へ、また精神障害者分野のみならず他の障害者支援や高齢者支援へ広がっていった。たとえばイギリスでは、1990年の「国民保健サービスおよびコミュニティケア法（NHS and Community Care Act）」で制度化されたのがケアマネジメントを法的用語として使用した最初である。

ケアマネジャー
care manager
広義にはケアマネジメントを行う主体であり、またその構成要素の一つである。日本の介護保険制度においては「介護支援専門員」の資格保持者がその任を担う。

現代の日本においては介護保険制度の進行に伴い「**ケアマネジャー**」という職種が認知されるようになってきたが、その発端は各国での実践を受けて1990（平成2）年に創設された**在宅介護支援センター**においての試行であるとされる。その後、公的社会保険制度としての介護保険制度の開始（2000〔平成12〕年）を受け、介護やそれに付随する支援活動が「マネジメント」され得る対象であることが示されてきた。在宅介護支援センターでの実践は現在**地域包括支援センター**に移行し、高齢者保健福祉に関するワンストップサービスの担い手として、また地域包括ケアシステムの要たる調整役としての役割が期待されている。

地域包括支援センター
2006（平成18）年の介護保険制度改正によって誕生した高齢者保健福祉に関する機関。主任介護支援専門員・保健師・社会福祉士の三職種によって構成され、全国のおおむね中学校区に1センター設置されている。

障害者領域においては、1995（平成7）年に国の**障害者プラン（ノーマライゼーション7か年戦略）**の中で障害者施策としてのケアマネジメントの導入が提案された後、3障害共通の指針となる「障害者ケアガイドライン」（2002〔平成14〕年）の中で、障害者へのケアマネジメントを障害者の地域生活を支援するために活用される援助方法であると位置づけ、2006（平成18）年には、**障害者自立支援法**の「**相談援助事業**」の中で相談支援専門員による障害者ケアマネジメントが開始、さらに**障害者総合支援法**（2013〔平成25〕年）において相談支援事業の拡充が図られている。

障害者自立支援法
2006（平成18）年に施行されたが、抜本的な改革を目指し、2013（平成25）年に障害者総合支援法に改正された。

相談援助事業
障害者総合支援法（旧・障害者自立支援法）により設けられている障害者ケアサービスをマネジメントする事業。「相談支援専門員」がその業務にあたる。

障害者総合支援法
正式名称は「障害者の日常生活及び社会生活を総合的に支援するための法律」。

児童領域では1990年代より**児童虐待**などの深刻な問題が耳目を集め、地域における児童問題対策が社会問題化する中で、1998（平成10）年に

児童相談所運営指針の改定を受け、児童相談所がケアマネジメント機関として位置づけられるに至っている。

B. ソーシャルワークにおけるケアマネジメント

　ケアマネジメントはソーシャルワークの分類（直接援助技術、間接援助技術、関連援助技法）においては、カウンセリング、ネットワーキング、スーパービジョン、コンサルテーションと同じく関連技法のカテゴリーに属する。しかしながら、支援開始の**インテーク**面接においてはケースワークの技法を、サービス調整を行っていく段階においてはグループワークやコミュニティワークの技術を活用することもあり、場面場面で多様な技術技法が必要となる総合的な活動とも考えられる。総合的に利用者を支援するという観点からすれば、ケースワーク、グループワーク、コミュニティワークと同等のソーシャルワーク技術に数えられるとも言えよう。

　日本のソーシャルワークを体系化した岡村重夫は、『社会福祉原論』の中で、社会福祉が対応しなければならない人間の社会生活上の7つの基本的要求として、①経済的安定への要求、②職業の機会の確保、③身体的・精神的健康の維持、④社会的協同への要求、⑤家族関係の安定、⑥教育機会の確保、⑦文化・娯楽に対する参加の要求(2)、を挙げている。ケアマネジメントはそれら基本的要求を総合的かつ多面的に支援する活動と考えられる。ケアマネジメントは「利用者の社会生活上の複数のニーズを充足させるため、適切な社会資源と結び付ける手続きの総体」(3)と定義づけられ、特に地域におけるサービス（社会資源）を利用者ごとにカスタマイズして調整し提供する過程と継続的な支援にその独自性がある。

C. ケアマネジメント実践の考え方

　ケアマネジメントの対象は、複数のニーズや生活課題を抱えた人びとである。その実践においては、①利用者自身が問題解決能力をもつこと（エンパワメント）、②自己決定を中心に捉えた自立の考え、③クライエントの権利擁護（アドボカシー）の3つの視点をもつことが特に重要であるとされている。介護保険法の基本理念で謳われているように、福祉領域において「自立支援」が叫ばれるようになって久しいが、社会福祉とはそもそも自立支援であり、生活の自立を支える援助を行うことこそが主たる目的であり、クライエントに対して過不足ないサービスがそれぞれに提供されなければならない。ケアマネジメント実践においては、①利用者、②社会

インテーク
intake

エンパワメント
empowerment
クライエント自身が生活（問題解決）する力をもつことにより自立を促すアプローチ。

アドボカシー
advocacy
人権が侵害されていると考えられるクライエントに対して、場合によっては代弁的機能をもってその権利を護ること。

資源、③利用者と社会資源を結びつけるケアマネジャー、を構成要素としてそれらの有機的結合作用を促しニーズの充足による自立支援を目指していく。

実践の中で用いられるのは、社会福祉分野のみならず一般的な業務サイクルである「**PDCA サイクル**」の枠組みである。計画立案（Plan）→実践（Do）→点検・評価（Check）→手直し・手当て（Action）の一連の流れで進めるものであり、それらを繰り返し行っていくことにより援助内容が精査、改善されることで目指す目標に近づいていくのである。PDCAサイクルを管理・マネジメントするのがケアマネジャーと考えられ、そこを支えるのが**ケアカンファレンス**であり、**スーパービジョン**である。

ケアマネジメント実践が目指す目標には、①コミュニティケアの推進、②総合的なアプローチで利用者の地域生活を支援、③利用者の**QOL（生活の質）**向上、そして④財源のコントロール、がある[4]。ケアマネジャーは個別のケースに当たりマネジメントを行いながらも、地域社会の福祉力を上げ、無駄なく効率的な形での支援を進めていく役割を担っていると言えよう。

D. ケアマネジメントにおける支援方法

ケアマネジメントにおける支援プロセスは、前述のPDCAサイクルに基づくが、細分化すると①入口（entry）、②アセスメント（assessment）、③プランニング（planning）、④介入（intervention）、⑤モニタリング（monitoring）、⑥評価（evaluation）／終結（termination）の６つに分けられる。以下、事例を読み解きながらその過程について述べていく。

[1] 事例

A地域包括支援センターのB**主任介護支援専門員**は新規の相談を受けた。Cさん（83歳・男性）の長男の妻であるDさんは、先日退院してきた義父の在宅介護について悩んでいる。義父のCさんは入院中に認知症の症状が見られるようになり、家に帰ってからも「ご飯を食べていない」と何度も言ったり、数年前に亡くなった義母のことを探したりする様子が見られる。Dさんにとって最も負担に感ずるのはCさんがトイレの失敗を繰り返すため、その後始末である。夫（Cさんの長男）のEさんは毎日深夜まで仕事をしており出張も多いなど不在がち。「親父のことは頼むよ」と言われている。DさんとEさんの間には中学生の子どもがあるが、不登校傾向のため子どものことでも悩んでいる。このままでは在宅介護を

左段（側注）:

ケアカンファレンス
care conference
介護保険制度においては「サービス担当者会議」とも呼ばれる。関係者が集ってクライエントの課題整理と問題解決に向けた協議を行う場。

スーパービジョン
supervision
ソーシャルワーク関連援助技法。ソーシャルワーカーやケアマネジャーなど対人援助専門職がスーパーバイザーから支持・教育・管理的機能をもって支援を受けることにより専門的技能を高める。

QOL（生活の質）
quality of life

主任介護支援専門員
介護保険制度における「介護支援専門員」が一定の要件を満たすことで取得できる上位資格。地域包括支援センターに配置されるほか、居宅介護支援事業所の管理者の必須要件となっている。

続けることは難しいのではないか、どこかすぐにでも入れる施設はないものか、という思いでAセンターを訪ねたのであった。

[2] マネジメントの視点で事例を読み解く

ケアマネジメントのプロセスを追いながら支援の過程を見てみよう。

(1) 入口 (entry)

ここがケースの発見（出会い）となる。ケースの仕分けである「**スクリーニング**」を行い、緊急性やケアマネジメントの必要有無を判断したうえで支援開始となる。この場でケアマネジメント支援の説明や契約を行うこととなる。相談者と信頼関係を築くことに主眼を置いたアプローチが重要である。

本事例においては相談機関に訪れるという場面であるが、実際はクライエントのもとへケアマネジャーが出向く（**アウトリーチ**）ことが多い。そのため、地域に潜在するニーズを発見できるようなネットワークをつくっていくことも求められてくる。

(2) アセスメント (assessment)

まずはDさんの主訴たる部分から焦点を当てていく。Dさんは自宅での介護に限界を感じつつあり、施設入所を考えていること。相談に来所したのはDさんであるが、この場合のクライエントはCさんとDさん両方であると考えられ、Cさんの身体的・精神的（心理的）・社会環境的状況はどのようであるかを正確かつ多面的に知る必要がある。介護保険サービスの場合は、さまざまなアセスメントシートを活用することにより課題分析を行うことが可能である。これから介護サービスを利用するとすれば、周囲にどのような資源（介護保険サービスなどのフォーマル・サービス、民生委員やボランティアなどの**インフォーマル・サポート**）が存在するのか、を把握する。ケースワークにおけるインテークの技術を活用して本人や家族の「思い」を知り、受容・共感することが求められるこの導入時の過程が、後の展開を決める重要な部分を担っている。

アセスメントを行う際に求められるのは、潜在的なニーズを引き出すことである。本ケースにおいて単純に「義父の排泄の失敗が負担で施設に入所させたい」と捉えるのではなく、自宅で暮らすことをCさんはどう思っているか、Dさんは介護しながらの同居にどう感じているのかなどの思いを丁寧に紐解きながら、どこでどのような生活を送っていくことがベストなのかを探るために、細やかな情報収集と分析を行わねばならない。また、課題分析の際に「**ストレングス視点**」を忘れず、クライエントのできないことや困っていることばかりに焦点を当てるのではなく、障害や病気

スクリーニング
screening
選定。ケアマネジメントの対象となるか否かを判断すること。

アウトリーチ
outreach
地域社会に出向いてケースを発見し介入すること。

インフォーマル・サポート
介護保険制度や障害者支援制度などの「公的」サービスではなく、地域社会で行っているボランタリーな支援。

ストレングス視点
strengths perspective
課題を捉える際に問題ばかりに焦点を当てるのではなく、今できていることなどの「強み」に着目すること。

99

を抱えてもできていることなどをポジティブに捉えることも必要である。

（3）プランニング（planning）

　アセスメントの結果得られた情報をもとに支援計画を策定する。ここで他サービス事業者との連絡調整が発生する。Ｃさんにとって望ましい形のサービスはどの事業者が提供できるか。適切なサービス量や頻度はどの程度か。この際に最重要視されるのはＣさんの暮らしの「目標」であり、その達成のためにサービスを組み立てることとなる。本人・家族の金銭的負担も考慮した計画が必要であることは言うまでもない。

　ケアマネジメントの過程において、ケアプランはその根幹を担う。次の「介入」の場面では、サービスの提供者（実践者）たちがプランに基づいて支援を行っていく。サービスの核となるプランの重要性は言わずもがなである。

　複数顕在してきたニーズに優先順位をつけて整理し、目標・支援内容・担当者・実施頻度・実施期間をプランに明文化させていく。計画作成段階においても、前述の「ストレングス視点」を活用した「**ポジティブ・ケアプラン**」の観点から課題と目標を設定する。

ポジティブ・ケアプラン
「ストレングス視点」に基づき、クライエントの今できていることを伸ばすことで自立支援をする意図をもった計画。

（4）介入（intervention）

　支援計画に基づいた支援開始である。ケアマネジャーの場合は自らがサービス提供者となることは稀であり、サービス事業者へ託すこととなるが、支援計画の内容を正確に伝えることにより目標を共有していく。特に複数の事業者が関係する場合は、「**サービス担当者会議**」などでコンセンサスを取っておくこととなる。間でクライエントやサービス事業者との連絡相談を行うことでサービスの微調整も行っていく。

サービス担当者会議
ケースカンファレンスの在宅版。ケースにかかわるサービス事業者や医師、クライエント本人・家族などが集い現状の課題整理と今後のサービスについて協議する場。

（5）モニタリング（monitoring）

　サービスが適正に実施されているかをチェックする。目標から外れた支援となっていないか、受けているサービスに利用者が負担を感じていないか、新たな課題が出てきていないか。それらを、主として当事者へのヒヤリングやサービス事業者へコンタクトをとることにより、途中経過をつかんでおく。

（6）評価（evaluation）／終結（termination）

　支援には目標とともに期間が設定されている。その期間満了を前に、支援内容および支援継続可否についての自己評価を行う。結果、支援継続となった場合は再アセスメントを実施し、このプロセスにおける①→②→③→④→⑤の過程を繰り返していく。支援終了となった場合は、行った支援に関しての総括を行った後に終結へと進んでいく。

E. ケアマネジメントにおける地域生活支援の課題

　前述の定義にあるように、ケアマネジャーは利用者が抱える生活課題と社会資源を結びつけるという役割をもつため、地域に存在する社会資源についての幅広い知識（情報）をもっておくことが必要となる。**社会資源**は「ソーシャル・ニーズを充足するために動員される施設・設備、資金や物資、さらに集団や個人の有する知識や技能を総称していう」[5] と定義づけられ、そこには制度化されたフォーマル・サービスだけではなく、ボランタリーな要素も含んだインフォーマル・サポートすべてとなるのである。

　しかし、支援する段階において必要なサービスが存在していなければ、新しいサービスの構築や現状の改善に着手せねばならない。場合によっては、**ネットワーキングやソーシャルアクション**の手法も活用することによって資源を開発することも課題となる。また、社会資源同士を結びつけることもケアマネジメントの課題となる。各々が有機的に結合し有効活用されるために、地域のネットワークの広さと深さを進めていくことも求められてくる。

ネットワーキング
networking
地域のネットワークを拡げていく営み。社会資源をつなげていくことで拡充を図る。

ソーシャルアクション
social action
社会的活動。世論を喚起し社会構造そのものへ働きかけること。

注)

(1) ドラッカー，P. F. 著／上田惇生編訳『マネジメント—基本と原則（エッセンシャル版）』ダイヤモンド社，2001.
(2) 岡村重夫『社会福祉原論』全国社会福祉協議会，1979，pp.58–59.
(3) 白澤政和『ケースマネジメントの理論と実際—生活を支える援助システム』中央法規出版，1992，p.11.
(4) 白澤政和・蛯江紀雄編『改訂　ケアマネジメント—在宅・施設のケアプランの考え方・つくり方』全国社会福祉協議会，2013，pp.12–13.
(5) 三浦文夫「社会資源」仲村優一ほか編『現代社会福祉事典』全国社会福祉協議会，1984，p.225.

5. チームアプローチ

チームアプローチ
team approach
クライアントを地域社会で支えたり、多様化するニーズに対して、本人・家族やボランティア、地域住民などをチームの一員として、目標に向かって連携し、協働する技術である。多職種協働。

障害者総合支援法
正式名称は「障害者の日常生活及び社会生活を総合的に支援するための法律」。

A. 地域支援におけるチームアプローチ

　クライアントは高齢になっても障害を負っても住み慣れた地域社会で生活を継続したいというニーズをもっている。また、社会福祉施策も地域社会を基盤とした支援が重要なキーワードとなっている。

　たとえば2000（平成12）年の介護保険制度や2008（平成20）年の障害者自立支援法（現、**障害者総合支援法**）の施行は、社会福祉における支援の場を施設中心から地域社会での生活支援に大きくシフトチェンジさせた。

［1］地域包括ケアシステム

　2014（平成26）年6月に地域包括ケアシステムが提唱されたが、最大のポイントは、高齢者が住み慣れた地域社会で介護や医療、生活支援サポートおよびサービスを受けられるよう市区町村中心で、住まい、医療、介護、生活支援・介護予防を包括的に体制整備していくという点である。長く住み慣れた地域社会で暮らすために、行政、民間企業、ボランティア団体等が自由かつ自主的に地域社会づくりをし、施設から在宅へとケアの場を移行していこうとする構想がポイントである。

　地域包括ケアシステムという考え方は、1970年代に広島県御調町（みつぎ）の医療福祉の連携について、公立みつぎ総合病院の山口昇医師による実践から発せられた指摘がその始まりとされている。脳血管・心疾患で入院した高齢者が退院しても、患者や家族介護力の問題などの複合的な要因により再入院するケースが目立っていた。山口医師はこのような状況に対応すべく、医療・看護・リハビリなどの訪問活動を導入した。1980年代には、病院への健康管理センターの増設、町役場の福祉保健行政の集中化、社会福祉協議会の移設などを行い、医療と行政部門などのハード面の再構成等を実施した。これらの保健医療福祉の総合化による寝たきりゼロ作戦に向けた実践を、地域包括ケアシステムと呼ぶようになった。

　行政レベルでは、厚生労働省が組織した高齢者介護研究会が2003（平成15）年に「2015年の高齢者介護」において地域包括ケアシステムの構築を提言し、2005（平成17）年の介護保険法改革では地域包括支援セン

ターの制度化を行っている。2008（平成20）年には、地域包括ケア研究会が厚生労働省老人保健健康増進等事業の一環として召集された。ここにおいて、多くの議論を経て作成された「地域包括ケア研究会報告書」により、地域包括ケアシステムという考え方・定義が提唱され、2011（平成23）年の介護保険法改正で地域包括ケアシステムの理念的規定が盛り込まれるに至った。そして、2014（平成26）年の診療報酬改定で地域包括ケア病棟が制度化され、地域包括ケア研究会の最終報告も出された。こうして、医療と介護の多職種協働の重要性についての議論が深められたのである。

［2］地域共生社会

　2017（平成29）年には、厚生労働省の「我が事・丸ごと」地域共生社会実現本部が「『地域共生社会』の実現に向けて」を提出した。その内容は、地域社会は高齢者、障害者、子どもなど、世代や背景の異なるすべての人びとの生活の場であり、お互いが存在を認め合い、支え合うことで、孤立せずにその人らしい生活を送ることを目標にしている。地域社会を基盤として人と人とのつながりを育み、誰もが尊重され、その人らしい生活を実現できる社会を構築していくために、住民がつながり支え合う取組みを育んでいくことを目標にしており、2020（令和2）年までに達成するという構想であるが、市町村での認識、達成度合も大きく差が生じており、道半ばと言ってよいだろう。

　以上を達成するためには、よりきめ細かいチームでのアプローチが重要である。社会福祉や保健医療分野に限定せず、**フォーマル・インフォーマル**を含めた社会資源を活用した支援と、多職種による協働が求められており、その調整役として社会福祉士の重要性は増していると言えよう。

B. チームアプローチとは

　チームアプローチとは、チームの形態、構成メンバーは状況により異なるが、支援を必要とするクライエントに対し、同じ組織内や他の組織など、2人以上のフォーマル、インフォーマルな支援者がチームを構成し、情報収集や支援、情報共有、振り返りなどのプロセスにおいて複数の支援者が介入する多職種協働のことである（**図4-5-1**）。1人の専門職が、医療的・身体的・心理的・社会的側面などトータルな視点で問題を把握し、支援をすることには限界がある。しかし複数の支援者が独自の視点と力で介入することで、クライエントの新たな問題の発見につながるなど大きな力を発揮し、極めて効果的な存在となり得る。

フォーマルな社会資源
社会福祉士、医師、看護師などの専門職として行うサービスや制度化されたサービスのことである。

インフォーマルな社会資源
NPO法人やボランティア、家族・親戚・近隣住民などによるサービスである。

図 4-5-1　チームアプローチ（多職種協働）のイメージ

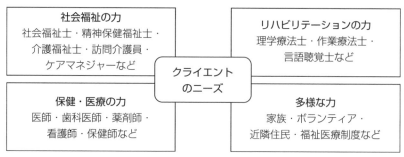

出典）筆者作成.

C. チームアプローチの効果と課題

　チームアプローチにおける効果は、多くの専門職の専門的視点が介在する。支援内容を判断する際に客観化も可能である。こうして支援における質を高めるとともに、効率的なサービスを提供でき、専門職の専門性を高めることも可能となる。ケースの抱え込みも避けられ、許容量を超えた業務を回避でき、結果としてクライエントやその家族に対し、継続した支援が可能となる。単独の支援者では提供できない支援も複数になることで可能にもなる。チームアプローチは質の高い支援と支援の継続を可能とし、専門職の**バーンアウト**の防止にもつながるのである。

　一方、課題としては、視点や専門性が異なる職種が意見を述べ合うために、**チームコンフリクト**（摩擦）が生じやすくなる。また資格や組織間などの**ヒエラルヒー**が複雑になり、意見の取りまとめが難しくなる場合もある。それらを解決し、チームアプローチの質を向上させるためには、日常的に各専門職がコミュニケーションを図り、情報の共有化を図ることが大切である。互いの専門性を尊重し、クライエントのニーズを満たすという明確な目標に向けて、それぞれの専門技術を効率よく提供することが重要である。カンファレンスでは、単なる情報交換、調整の場とせず、チームの凝集性を高める場でもあるという認識をもつことが大切である。そしてカンファレンスチームを構成する際には、本人や家族も交え、誰のための支援なのか、当事者のニーズを出発点に議論していくことが求められる。

　1987（昭和 62）年に**社会福祉士及び介護福祉士法**が制定されたが、2007（平成 19）年には社会福祉士の定義（第 2 条第 1 項）の一部改正により、「福祉サービスを提供する者又は医師その他の保健医療サービスを提供する者その他関係者との連絡および調整」の援助を行う項目が追加された。社会福祉士は、相互の専門性を尊重し、他の専門職等と連携・協働することが明記されたのである。チームで支援する場合には個人情報の取

バーンアウト
burnout
燃え尽きるという意味であり、がんばりすぎて心身が消耗することである。

チームコンフリクト
team conflict
専門性の違いなどから、感情の衝突、葛藤、対立が起こることを言う。回避するためにはチーム力を高めるためにカンファレンスなどでコミュニケーションを図ることが有効である。

ヒエラルヒー
hierarchy（英）
Hierarchie（独）
階層的に秩序づけられたピラミッド型の組織の体系のことであり、医療現場で見られる組織形態である。

扱いにも注意が必要である。**社会福祉士の倫理綱領**では、倫理基準として利用者の援助のために利用者に関する情報を関係機関・職員と共有する場合、その秘密を保持するよう最善の方策を用いることになっている。連携や個人情報保護の問題は、実践の中で、自覚的に取り組むことが肝要である。

倫理綱領
専門職がクライエントに対して支援する場合、判断に悩むことがあるが、その際の専門職として守るべき内容であり、道しるべである。

D. 自宅へ退院予定の高齢者夫婦へのチームアプローチ事例

　Aさん（85歳）は、妻であるBさん（82歳）と二人暮らしである。一人息子（55歳）が近くに住んでおり世帯を構えている。

　Aさんは過去に大きな病気もせず生活していたものの、あるとき居間でテレビを見ていたところ手足にしびれを感じ、救急車で病院へ搬送されることとなった。その後、リハビリに励んでいるが、現在の状況は軽度の右上下肢麻痺で杖歩行。手に力が入らず、食事は食べこぼしがある。ズボンの上げ下げもうまくはできない。本人および妻の希望もあり、退院後は自宅に戻る予定である。

　しかし、自宅はバリアフリーではない古民家である。玄関などの段差などがある。

　妻のBさんも過去に脳梗塞を発症したことがあり、幸い後遺症はないものの、定期的に病院にて受診し、高血圧等の投薬を受けている。

　この夫妻の事例に対し、退院へ向けて、自宅でケース会議を開催した。

　司会は、医療ソーシャルワーカー（社会福祉士）と介護支援専門員（ケアマネジャー）が担った。

　まずAさん、Bさんがどのような生活をしたいのかを話し、長男も会議に参加したことから、長男がどこまで支援ができるのかなども話題にのぼった。

　会議を開催するにあたり、事前に当日の会議に参加できない現在の入院先のスタッフから下記の内容のコメントがあった。

- 医師より「病状や障害を把握したうえで、医学的な観点から予後予測、Aさんの動作や活動についての助言」があった。
- 薬剤師より「処方・併用薬に関する情報および高齢者2名の生活なので服薬管理の観点から助言」があった。

　自宅のケース会議において、現在入院している病院のスタッフと、在宅に戻った際に使用する福祉サービス事業所のスタッフから、下記の内容のコメントがあった。

　現在入院している病院のスタッフとしては、理学療法士と医療ソーシャ

ルワーカー（社会福祉士）が参加した。

- 理学療法士より「主に基本動作能力（立ち上がり、立位保持、歩行等）の回復・改善や維持、悪化の防止の観点からの助言や住宅改修などについて助言」があった。
- 医療ソーシャルワーカー（社会福祉士）より「介護保険制度や訪問看護、通所介護（デイサービス）、住宅改修などの活用できるサービスについての説明や自己負担についての説明があり、本人を含め、家族の介護負担軽減などの方法・助言」があった。

自宅に戻った際に使用する福祉サービス事業所のスタッフとして、訪問看護ステーションの看護師と通所介護（デイサービス）の介護福祉士が参加した。

- 訪問看護ステーションの看護師より「医療的知識をもったうえで全身状態を把握し、心身面のみならず生活の側面にも配慮し、状態の維持、改善に向け具体的な取組みについて提案、助言」があった。
- 通所介護（デイサービス）の介護福祉士より「通所中の介護サービスを含め、自宅での介護の方法について助言」があった。

E. 支援のポイント

以上のことから、支援には以下の3点が重要であることがわかる。

①各専門職にはそれぞれ独自の視点があり、ヒエラルヒーに関係なく、各自がコメントを寄せることが大切である。

②チームアプローチにおけるチームの中心はAさん本人であり、家族である。チームの一員にはAさん本人を始め、ボランティアなどを活用する際にはチームの一員として同席してもらう必要がある。

③社会福祉や医療の専門職とクライエントとでは知識の差があるため、難しい専門用語は使用せず、わかりやすく説明することが大切である。

6. アウトリーチ

A. アウトリーチの概念

[1] アウトリーチの始まり

　孤独死や虐待、自死などの社会問題がマスメディアをにぎわせて久しい。そうした問題を未然に防ぎ、早急に解決するためには、地域住民個々人が抱えている生活問題や課題をいち早くキャッチし、問題解決に向けて積極的に働きかけるといった**アウトリーチ**が求められると言えよう。近年は、介入方法だけではなく、教育方法の側面から捉えるなど[(1)]、アウトリーチの可能性に焦点を当てた実践研究が多く見受けられる。

　アウトリーチは、1950 年代アメリカで**リーチングアウト**と呼ばれ、当時来所相談が主流となっていたのに対し、援助が必要であるにもかかわらず援助を受けることに消極的であったり、拒否したりする利用者への援助方法として提起されたものである。個人に焦点を当てて訪問や手紙によるアウトリーチを試みた**ハース**や、近隣地域など利用者を取り巻く**メゾシステム**に注目してアウトリーチの有効性を強調した**サンレイ**が代表的である。

[2] アウトリーチの定義

　アグレッシブ・ケースワークの具体的方法であるアウトリーチの概念については定まった定義がなされておらず、さまざまな議論がある。たとえば、根本博司はアウトリーチの定義を広義（①ニーズを掘り起こし、②情報提供、③サービス提供、④地域づくりなどの過程における専門機関における積極的取組み）と狭義（客観的に見て援助が必要と判断される問題を抱え、社会的に不適応の状態にありながら、自発的に援助を求めようとしない対象者に対して援助機関・者側から積極的に働きかけ、その障害を確認し、援助を活用するように動機づけ、問題解決を促進する技法、その視点のこと）に分けて紹介している[(2)]。

　また、田中英樹は、ソーシャルワークにおけるアウトリーチを①ニード発見、②援助介入、③モニタリングといった 3 段階の援助局面に分け、各段階に応じた援助展開方法を提案している[(3)]。そして、渡部律子は、「アウトリーチとは、自ら援助を求めてこない人たちに対する出前のサービス提供であり、援助を受けられない可能性を理解していないクライエントに

アウトリーチ
outreach

リーチングアウト
reaching out

ハース
Hass, Walter

メゾシステム
mesosystem
エコロジカルシステムの概念における個人環境を説明する際、個人を取り巻く同心円の環境と考えられる 4 つの階層システム（ミクロシステム、メゾシステム、エクソシステム、マクロシステム）の一つ。2 人以上での関係とプロセスを含む家族や学校がこれに該当する。

サンレイ
Sunley, Robert

アグレッシブ・ケースワーク
aggressive casework
攻撃的ケースワーク、積極的ケースワークとも言う。解決すべき問題を抱えているにもかかわらず、自らすすんで相談するために来所しないクライエントを「接近困難なクライエント」とし、ワーカーが積極的にクライエントのところに出向き、自ら援助を活用して問題解決できるよう動機づけを図ったもの。

107

対し、援助の可能性をも含めて自分の生活の変化の可能性を理解してもら
う問題発見から始まるプロセスである」とし、「ソーシャルワークが看過
してはいけない人々である」と指摘している[4]。

B. アウトリーチの実際

[1] 地域包括支援センターとアウトリーチ

介護者が介護疲れの果てに要介護者とともに無理心中を図ったり、要介
護者が虐げられたりするような事件が後を絶たないという現状がある。介
護保険制度を含む社会資源に関する情報の不足や、社会的孤立がその一因
と思われるこのような問題の解決の担い手として、**地域包括支援センター**
の役割が期待されている。

[2] 事例―認知症高齢者と家族へのアウトリーチ

ここでは、認知症の高齢者虐待が疑われる家族への地域包括支援センタ
ーにおけるアウトリーチ事例を取り上げる。

● 事例の概要

町を徘徊していた高齢の女性がいるという通報があり、地域包括支援セ
ンターの社会福祉士がその女性を保護。その女性は以前同センターのケア
マネジャーが担当したことがあったので、すぐ自宅の家族へ連絡、帰宅し
た。ところが、家族の迎えを待っている間、女性の腕から見られるアザや
息子に怒られるという本人の言葉を耳にした社会福祉士は、迎えに来た息
子との間で翌日の自宅訪問を取り決めた。翌日、女性の自宅を訪ねた社会
福祉士が息子との面接を通して聞き取った内容は次の通りである。

- 女性と息子が2人暮らしであること
- 女性は1年前から認知症になり、24時間息子が介護していること
- 息子は介護のため仕事を辞めていること
- 息子は女性の介護に責任を強く感じており、女性が徘徊など他人に迷惑
  をかけたり、自分のいうことを聞かなかったりすると、つい腹を立てて
  しまい、その怒りでつい手を出してしまうことがあるとのこと

そこで、社会福祉士は息子による女性への身体的虐待が生じていること
を確認し、要介護者である女性と介護者である息子、両方への支援が必要
であると判断。定期的に息子と面接を重ねながら、女性の安否確認ととも
に息子との信頼関係づくりに努めた。初めの頃は、女性の介護サービスの
利用を勧めても「自分の親だから自分で面倒を見なければならない」とい
う理由で頑なに断り続けた息子であったが、次第に日々の介護疲れによる

地域包括支援センター
2005（平成17）年の介
護保険制度改正によって
創設。これによって多く
の在宅介護支援センター
が地域包括支援センター
へ移行した。保健師、主
任介護支援専門員、社会
福祉士の3職種が連携し
て、地域住民に対する介
護予防、総合相談、権利
擁護およびケアマネジャ
ー支援の業務を分担し、
地域包括ケアの役割を担
っている。

辛い気持ちを語るようになった。社会福祉士は、息子が介護の辛さや介護サービスの利用に抵抗を感じていることに対して、共感と受容の態度を示すと同時に、根気よく介護保険制度に関する情報提供など、女性の介護サービスの利用を提案した。

　3ヵ月間にわたって面接を積み重ねた結果、息子は女性の介護サービスの利用の提案を受け入れるようになった。社会福祉士は具体的にどのような介護サービスを受ければよいのか、という息子からの相談に応じ、必要な情報提供を行った。女性の介護サービスの利用は、デイサービスの利用から始まり、その後ショートステイも利用することになった。息子は疲れが改善され、気持ちにゆとりができたことで、女性に手をあげることもなくなったと話していた。

　最近、社会福祉士が訪問した際、息子から「もう一度仕事を始めたいと思っている。けど、見つかるか不安」と言われたという。社会福祉士は息子の就職に向けての相談窓口を紹介し、いまの状況を見守りながら、今後も継続的なかかわりを持ち続けたいと考えている。

[3] 支援を拒否する高齢者や家族へのアウトリーチ

　吉岡京子らは、支援を拒否するクライエントのほうが支援を拒否しないクライエントより社会的弱者である可能性があると述べており[5]、アウトリーチなどによる積極的な介入の必要性について示唆している。地域に暮らす高齢者や家族が支援を拒否する場合、高齢者にとって家族介護者などキーパーソンとなる家族の存在は、介入の要となりうる。効果的な介入を模索するには、高齢者のみならず、家族が抱えている生活課題までも視野に入れて、両者の生活状況を改善し、よい方向へ向かうことを目指したアプローチが必要であろう。

注)
(1) 藤井伊津子・高田康史・秀真一郎ほか「アウトリーチ型地域子育て支援活動への参加学生の学び─未就園児親子への『出前講座（親子ふれあい遊び）』の実践から」『吉備国際大学研究紀要（人文・社会科学系）』29，2019，pp.109-124.
(2) 根本博司「保健・福祉サービス提供上必要な方法」折茂肇・吉川政己・今堀和友・原澤道美・前田大作編『新老年学（第2版）』東京大学出版会，1999，pp.1533-1544.
(3) 田中英樹「アウトリーチ─その理論と実践例」日本地域福祉研究所『コミュニティソーシャルワーク』3，中央法規出版，2009，pp.32-41.
(4) 渡部律子「アウトリーチ実践ができるソーシャルワーカー養成に影響を与える要因」『社会福祉研究』115，2012，p.31.
(5) 吉岡京子・黒田眞理子「保健福祉専門職による支援を拒否する住民の特徴とその関連要因の解明」『日本公衆衛生雑誌』62（1），2015，pp.20-27.

7. ネットワーキング

A. ネットワーキングの潮流

ネットワーキング
networking

　松岡は、ネットワーキングには大きく２つの意味があるとする。１つは、「一般的に利用者の支援ネットワーク、あるいはチームワークや組織間ネットワークの『構築・強化・調整』という意味合い」であり、もう１つは、「単なるネットワーク作りという意味でこの言葉を使うのではなく、そこに一種の思想性（『新しい社会』『もう一つの社会』づくり）を具備させている」ものである[1]。

　福祉事務所を含む行政機関、児童相談所、社会福祉協議会、市民団体などの機関・組織、また、ソーシャルワーカー、研究・教育者、行政担当者、市民等のさまざまな人びとの相互の連携、協力が重要な課題になっていることも明らかにされてきた。この解決策として、医師・看護師・保健師・ホームヘルパー等の専門職従事者を１つのチームとするフォーマル・サポート・ネットワークをつくり、さらに親族、隣人、友人、ボランティアなどによるインフォーマル・サポート・ネットワークをつくり、両者を結合するネットワーキングの必要性が認識されるに至った[2]。

フォーマル・サポート・
ネットワーク
formal support networks

インフォーマル・サポート・ネットワーク
informal support
networks

　社会保障審議会福祉部会「ソーシャルワーク専門職である社会福祉士に求められる役割等について」の中でも、ネットワーキングの重要性を以下のように示唆している[3]。「必要に応じて地域住民の要望に合致した社会資源につなぐこと（雇用・就労、住まい、司法、教育、環境、農業、産業等の多分野とのネットワーキング）が重要である」。

　住民が抱える課題は、多くの場合、複雑・重層化しており、ソーシャルワーカーが単独で解決できる課題は少ない。社会福祉の専門団体・機関にとどまらず、多くの団体・機関、人びとと、日ごろから実践レベルでつながっていることが必要となる。

　松岡は、ソーシャルワークにおけるネットワークを、次の４つに分類している。以下は、松岡の説明をまとめたものである[1]。

①サービス利用者の社会ネットワーク

　利用者自身が取り結んだ関係の全体（利用者自身のもつネットワーク）。

②ソーシャルワーカーの専門職ネットワーク

　ソーシャルワーカー自身が構築した公式・非公式を問わないネットワー

ク（ソーシャルワーカーや、その他の専門職とのネットワーク）。

③組織間ネットワーク

ソーシャルワーカーが所属する福祉サービス提供組織が保有する他組織との関係の総体（実質的には、その機関に所属する特定のスタッフとのネットワーク）。

④ネットワーキング

大きく2つに分けられる。1つは、利用者が主体となる「エゴ中心ネットワークの構築」。もう1つは、「異なる人々、グループ、組織が共通の目的に基づいて協働するために『つながる』ことを意味」している。

このようにネットワークを類型化して捉えてみると、課題を抱える人の課題そのものを解決するために、あるいは地域づくりにおいて、どの視点からのネットワークが必要となるかを判断することができる。

B. ソーシャル・サポート・ネットワーク

ソーシャル・サポート・ネットワークは、自らのもつ人的資源の限界から十分なネットワーク構築ができていない場合、他者の支援を得て計画的に構成される生活支援のための関係網である。課題を抱える利用者やその家族に対して、利用者中心の生活支援を遂行するために、フォーマル、インフォーマルを含む支援者を組織化し、より安定した社会生活の継続が可能になるように地域ぐるみの支援体制を形成することを意味している[2]。

ソーシャル・サポート・
ネットワーク
social support networks

C. ネットワーキングの実際

[1] 事例―夫の退院に向けた高齢夫婦の転居に伴う支援

地域包括支援センターのソーシャルワーカーが、インフォーマル・サポート・ネットワークが少ない高齢夫婦の転居と、その後の在宅生活継続の支援を行った例である。

夫（87歳・男性）、妻（85歳・女性）。子どもはいない。高齢夫婦で、エレベーターのない民間賃貸住宅の2階で暮らしている。夫が、脳梗塞によって入院し、半身麻痺の状態で退院することが決まった。

[2] 援助過程

（1）インテーク

夫が近いうちに退院することが決まったが、妻は「自宅にはエレベーターもないし、どうしたらよいかわからない」と民生委員に相談があった。

インテーク
intake

111

民生委員は、地域包括支援センターのソーシャルワーカーに相談した。ソーシャルワーカーは、妻から話を聞くために自宅を訪問した。

アセスメント
assessment

（2）アセスメント

①夫の身体状況は、要介護度2。車いすは使用していないが、自力で階段を上がることは困難。精神的には特に問題なし。

②妻も少し足が不自由であるが、家事や買い物もできて生活全般は自立している。夫が退院したらどうしたらよいかという不安感が強い。長年住み慣れた地域での生活を続けたいが、エレベーターのあるアパートへの転居希望もある。

③姪が同一市内に居住。年に数回だが交流がある。

④夫婦ともに、民生委員を除いて、近隣に親しい人はほとんどおらず、ともに孤立している。

介入
intervention

（3）介入

ソーシャルワーカーは、将来の2人の身体状況を考えて、転居もやむを得ないと判断し、市の居住支援協議会に相談した。姪が緊急連絡先となってくれたため、現住地に近いところに、1階に居住可能なアパートが見つかった。その際、市の転居のための助成金制度を利用した。

普段の生活を見守ってくれる人が必要であると判断し、市社協へ相談して、ボランティアの「見守り推進員」に見守り・声かけなどを依頼した。民生委員は、新しい担当者に引き継ぐことができた。妻の不安感が強いのは、精神的な孤立が原因の1つとのアセスメントもあり、自治会主催のサロンへ行くことを勧め、参加を促した。

MSW
medical social worker
医療ソーシャルワーカー。

ソーシャルワーカーは、病院のMSWと連携し、介護保険利用につなげた。介護保険では、週1回のヘルパー利用、週1回のデイサービスを活用することにした。また、夫の外出先確保のため、夫の趣味である将棋ができるように、地元の将棋サークルにも相談し、メンバーから夫を誘ってくれるよう依頼した。

また、姪にも連絡を取り、定期的な電話による安否確認をお願いした。

注）

(1) 松岡克尚『ソーシャルワークにおけるネットワーク概念とネットワーク・アプローチ』関西学院大学出版会，2016，p.35，pp.42-45.

(2) 井上深幸「ネットワーキング」谷川和昭・柳澤孝主編『相談援助演習（第4版）』社会福祉士シリーズ21，弘文堂，2020，p.123，p.124.

(3) 社会保障審議会福祉部会福祉人材確保専門委員会「ソーシャルワーク専門職である社会福祉士に求められる役割等について」厚生労働省ウェブサイト，2018.

8. コーディネーション

A. ソーシャルワークにおけるコーディネーション

コーディネーションを直訳すると「調整」であり、「調子を整えたり、ものごとの過不足などに手を加えて、つり合いのとれた状態、正しい状態にしたりすること」[1] である。また、その役割を担うコーディネーターとは、「合同で決定された目的を達成するよう目的と個々の活動を調整・調和させる役割であり『調整者』」[2] である。ソーシャルワークの実践においては、「橋渡し」や「橋渡し役」などとして広く理解されており、ソーシャルワーク実践に求められる技術の一つである。

コーディネーションがソーシャルワークの変遷の中で注目されるようになったのは、1950年代以降ソーシャルワークに**システム理論**が導入されたことにある。1970年代には、このシステム思考と生態学の理論を応用した**エコロジカル・ソーシャルワーク**において、利用者の問題やニーズを利用者単独の要素として捉えるだけでなく、利用者を取り巻く社会的／組織的なシステム全体といった環境を考慮する必要性が認識された。これにより、利用者と環境のどちらか一方ではなく、両者が交互に影響し合う接点に介入する実践が行われるようになった。

これに伴いソーシャルワークは、利用者の**生活課題**に取り組み、**ウェルビーイング**を高めるよう、利用者や家族、小集団、専門職や組織、地域住民、社会などのさまざまな構造に働きかける専門職であり学問となった。このとき、欠かせない技術が、個と個、個と集団、個と地域、個と社会といったように、**ミクロレベル、メゾレベル、マクロレベル**を有機的に結びつけるコーディネーションである。また、コーディネーションは、ソーシャルワーク実践におけるケースマネジメントやチームアプローチ、カンファレンス、ネットワーキング、**アドボカシー**などの際にも用いられる技術である。

このように、ソーシャルワークにおいて、コーディネーションは、実践における技術の一つであり、利用者や家族、小集団、専門職や組織、地域住民、社会、国際などのミクロレベル、メゾレベル、マクロレベルにおいて展開されている。

システム理論
systems theory
ソーシャルワークを支える理論の一つで、諸要素のまとまりに意味を見出し、その個々の要素は全体と常に交互に影響し合い全体を構成するというシステムに着目した理論である。

エコロジカル・ソーシャルワーク
ecological social work

生活課題
life challenges

ウェルビーイング
well-being

ミクロレベル
micro level

メゾレベル
meso level

マクロレベル
macro level

アドボカシー
advocacy
権利擁護や代弁のこと。ソーシャルワーカーは、対象となる人びとの代弁や権利擁護のための介入、支援、助言を行う。

B. コーディネーション実践の考え方

コーディネーション実践は、複数の要素や活動を組み合わせて効果的に動作・作動させることを目指しており、利用者のニーズやウェルビーイングを高めるため、異なる要素や資源、活動を調整し、統合する過程である。また、その実践は、ミクロレベル、メゾレベル、マクロレベルといった重層的なシステムの各レベルで行われている。

[1] ミクロレベル

ミクロレベルにおいては、ケースマネジメントの実践において用いられる。ケースマネジメントとは、利用者の **QOL** の維持向上やウェルビーイングを高めるなどの「ニーズ」とそれを実現するための**社会資源**を調整し、有機的に結びつける過程である。よって、この有機的に結びつけるための調整機能としてコーディネーションが用いられている。また、コーディネーションの役割は、関係者間の調和や均衡を保つことで、情報の共有を円滑にし、必要な連絡や調整を効果的に行うことである。これにより、利用者の支援プランを正確かつ継続的に実施することが可能となる。

[2] メゾレベル

メゾレベルにおいては、チームアプローチや**カンファレンス**、組織運営の実践において用いられる。

チームアプローチは、各専門職やチームメンバーが協力し、共同作業を通じて共通の目標を達成するための方法である。このとき、各専門職やチームメンバーは異なるバックグラウンドや専門的な知識をもっており、それぞれが自身の役割と責任を果たすことで、個々の強みを活かし、相互の補完性を高めることで、より効果的な成果を生み出すことが可能となるが、この過程においてコーディネーションの技術を用いる。また、カンファレンスでは、職種ごとの業務の特徴やアセスメントの視点のちがいやそこから生じる**チームコンフリクト**を理解するとともに、多職種連携に基づくチームアプローチにおいて、目標設定や役割分担、経過観察などの合意形成を行う際の技術としてコーディネーションが必要となる。

組織運営では、組織内の職種や委員会などの役割や合意形成の過程と方法を理解する際に必要となる技術である。コーディネーションは、組織内のリーダーシップとファシリテーションを支持する機能をもっており、組織全体の方向性を調整し、意思決定のプロセスを促進する。また、コーディネーションにおけるリーダーシップやファシリテーションは、代表者会

QOL
Quality of Life の略語で、生活の質のこと。

社会資源
社会的なニーズを充足するために用いられる人材・資金・情報・施設・制度・サービスなどの総体。

カンファレンス
conference
チームケアにおいて目標設定やモニタリングなどの際に開催される会議のことである。また、困難なケースなどの事例検討などの地域ケア会議の際にも用いられる。

チームコンフリクト
team conflict
チームアプローチにおいて、目標設定の方針や役割分担などチームメンバー間の意見の対立が起こることで生じるチーム内の葛藤のこと。

議や委員会、ミーティングなどを介して、情報共有や意見交換、意見の相違などをサポートする役割も担っている。さらに、組織の活動やプロジェクトの進捗状況をモニタリングし、**エバリュエーション**をする際の技術として、コーディネーションが必要となる。これにより、目標の達成度や効果の評価、課題の把握などを行い、必要な修正や改善策を導入することで、組織の成果や効率性の向上を実現する。

[3] マクロレベル

　マクロレベルにおいては、ネットワーキングやアドボカシー、国際ソーシャルワークの実践において用いられる。

　ネットワーキングとは、他者とのつながりを形成するプロセスであり、マクロレベルにおいては、地域や社会、世界の人びとの有機的な結びつきである。またソーシャルワークにおいてネットワーキングは、公的機関や専門職によるフォーマルなサービスと利用者の家族や友人、近隣、ボランティアなどのインフォーマルなサポートを調整し、有機的に結びつける過程とされている。この際、地域住民や関係者、関係機関相互の役割や重なり合いを認識し、連携や協働した活動を実施するための調整を行うコーディネーションの技術が用いられる。

　また、アドボカシーの実践においても用いられる。ソーシャルワーカーは、地域の組織や政府機関と連携し、社会問題や課題に対して声を上げることで、社会正義、人権と集団的責任の促進や政策改善を目指している。このとき、利用者や対象集団の利益を代弁し、当事者の権利やニーズを主張する際にコーディネーションの技術が用いられる。

　さらに、国際的なソーシャルワークにおいては、異なる国や地域の社会福祉や制度・政策、支援システムは多様であり、異なる文化、政治、法律、社会資源の背景が存在しているため、ソーシャルワーカーは、グローバル／**リージョナル**な連携や協力を通じて、異なる**コンテキスト**での支援活動においてもコーディネーションを実践することで、効果的なサービス提供を図っている。

　このように、ミクロレベル、メゾレベル、マクロレベルに対応するソーシャルワーク実践では、各レベルにおいて、複数の要素間で不調和や不均衡、意見やコンテキストの相違といったコンフリクト（葛藤）が生じ得ることがわかる。このとき、コーディネーションの技術を用いることで、異なる要素や資源、活動を調整し、統合することが可能となる。つまり、コーディネーションの実践では、コンフリクト解消を目的としているとも言える。

エバリュエーション
evaluation
事後評価。

リージョナル
regional
世界規模の各地域のことで、IFSW/IASSW のソーシャルワーク専門職のグローバル定義では、北アメリカ、南アメリカ、アジア太平洋、ヨーロッパ、アフリカの5地域に分類している。日本は、アジア太平洋地域に属する。

コンテキスト
context
文脈や背景、状況のこと。

C. コーディネーションにおける支援方法

コーディネーションにおける支援については、それ単体で行われるわけではなく、その他の専門的な技術や知識などと関連づけて活用される。ここでは、各システムレベルのコーディネーションにおける支援方法とその際に必要となる専門的な技術や知識について整理する。

[1] ミクロレベル

ミクロレベルにおいては、コーディネーションの技術を用いる場面としてケースマネジメントが想定される。

このとき必要となる技術や知識は、利用者の「ニーズ」を理解するためのコミュニケーション技術や面接技術、アセスメント技術となる。アセスメントでは、利用者と環境の相互作用に着目したシステム理解やストレングス視座、人を多面的に捉える **BPS モデル**や、**人の六側面理解**の知識が必要となる。また、マクロレベルにおけるコーディネーション支援に係る【社会資源】を理解する地域アセスメントの技術や、地域におけるフォーマルサービスやインフォーマルサポートを有機的に結びつけるネットワーキングの技術が必要となる。

[2] メゾレベル

メゾレベルにおいて、コーディネーションの技術を用いる場面として、チームアプローチやカンファレンス、組織運営などが想定される。チームアプローチやカンファレンスでは、他専門職の役割や機能の理解やアセスメント技術とともに、**IPW** などの多職種チームアプローチやプレゼンテーション、記録などの技術や知識が必要となる。なお、多職種におけるチームアプローチでは、活動自体が目的化してしまい、利用者のウェルビーイングを高めるための手段であることを忘れてしまうことや、チームコンフリクトや同調圧力が生じること、プライバシー保護の問題があることを忘れてはならない。また、組織運営では、**SWOT 分析**などの組織アセスメントやリーダーシップ、ファシリテーション、プレゼンテーション、記録などの技術や知識が必要となる。

よって、チームアプローチやカンファレンス、組織運営へのコーディネーションを用いる場面では、他職種や他領域に関する知識の習得や研修の機会、自組織内の連携に対する意欲やモチベーションといった、連携・協働に関する知識や能力の向上が前提となる。

BPS モデル
Bio（バイオ）：肉体的、Psycho（サイコ）：心理的、Social（ソーシャル）：社会的な側面が総合に影響し、関連することを示すアセスメントのモデル。

人の六側面理解
福山[3] は、身体的・精神的・心理的・社会的・物理的・霊的の6つの側面で人を理解することを提唱し、これを応用した露木[4] は、人の生活におけるニーズを6つの側面で整理している。

IPW
Interprofessional Work の略称で、多職種の連携や協働によるチームワーク／ケアのこと。

SWOT 分析
内部環境と外部環境の軸と、有利な点と不利な点を軸に分類する組織における環境把握・分析の手法。

[3] マクロレベル

　マクロレベルにおいてコーディネーションの技術を用いる場面として、ネットワーキングが想定される。ネットワーキングでは、地域住民、関係者、関係機関の相互の役割や重なり合いを認識するといった地域資源のアセスメントが重要となる。このとき、フォーマルとインフォーマルの地域資源を構造的に理解するための図解化・可視化といったマッピングの技術とともに、地域資源に関するストレングスを評価するためのアセスメント技術が必要となる。また、地域住民や関係者、関係機関などが連携・協働した活動を実践するために、関係者等の話し合いやカンファレンスなどが行われる。このときリーダーシップやファシリテーション、プレゼンテーションなどの技術や知識が必要となる。さらに、地域のフォーマル／インフォーマルの地域資源を開拓し、開発や再開発をするため関係者等と連携し、社会へと働きかける**ソーシャルアクション**やリサーチなどの技術や知識が重要となる。

　国際ソーシャルワークの視点では、**トランスカルチュラルなコミュニケーション能力**を始め、社会正義、人権と集団的責任、多様性の尊重へのコミットメントや災害対応と緊急支援能力、国際法と政策の理解が必要となる。

ソーシャルアクション
social action
➡ p.140
本章 12 節 B. 参照。

トランスカルチュラルなコミュニケーション能力
すべての文化に共通なコミュニケーション能力のことで、文化的な敏感さや非言語的なコミュニケーション、適応能力や自己覚知などが重要とされている。

D. コーディネーションの課題と展望

　コミュニティケアやチームアプローチを前提とした近年のソーシャルワーク実践において、コーディネーションやコーディネーターという用語が多用されている。たとえば、コミュニティケアやチームアプローチを検討する際に、コーディネーションを担うコーディネーターを役職として設定することに執着する場面が見受けられる。そうなると、コーディネーターは「誰がやるのか」、「誰が適任か」、「その予算はどこからか」などの課題から設定自体を断念する事例を耳にする。しかし、先述の通り、コーディネーションは、複数の要素や活動を組み合わせて効果的に動作・作動することを目指しており、利用者のニーズやウェルビーイングを高めるために、異なる要素や資源、活動を調整し、統合する過程である。そのため、コーディネーションは、職種に結びつく技術ではなく、同様にコーディネーターも職種を規定するものでもない。つまり、コーディネーションは、これからのコミュニティケアやチームアプローチにおける**コンピテンシー**として不可欠なものとなる。

　また、コミュニティケアやチームアプローチにおけるコーディネーショ

コンピテンシー
competency
各専門職やメンバーが業務を遂行する能力のこと。

ンは、利用者のニーズやウェルビーイングを高める「手段」であり、それそのものが「目的」になってはならない。これは、コーディネーションのためにカンファレンスの時間を別に設けること（に注視すること）や、「いつ集まるのか」、「誰を招集するのか」のみに意識が向いてしまい、「カンファレンスをすること」が「目的」となってしまい、その場に利用者のニーズや存在がない実践である。つまり、重要なことは、コーディネーションや、そのためのカンファレンスが、利用者のニーズを実現し、ウェルビーイングを高めるための「手段」となることである。

さらに、国際ソーシャルワークにおけるコーディネーション実践では、科学的根拠に基づく実践の重要性とともに、異なった国や地域、民族が大切にしてきた「あり方」、「やり方」といった「地域・民族固有の知」を尊重することが求められる。また、リージョナルな連携や協働においては、構成する国々の情勢や歴史を理解し、尊重することが重要である。このようにコーディネーションによる国際的な連携や連帯は、自然災害やテロ、紛争、気候変動や**パンデミック**などへの対応と緊急支援など、世界人類が希求する「愛」や「正義」といった普遍的な価値を実現する原動力となる。

パンデミック
pandemic
感染爆発、感染の大流行のこと。

注）

(1) 山田忠雄ほか編『新明解国語辞典（第6版）』三省堂，2005.
(2) 日本ソーシャルワーク学会編『ソーシャルワーク基本用語辞典』川島書店，2013，p.68.
(3) 福山和女「家族臨床：私の見立て『ソーシャルワークのアセスメントに焦点をあてて』」『家族療法研究』21（2），2004，pp.69-74.
(4) 露木信介「急性期におけるソーシャルワーク援助―脳卒中医療における的確なサポート提供の検討」『医療と福祉』No.80，Vol.40（1），2006，pp.55-60.

9. ネゴシエーション

A. ソーシャルワークにおけるネゴシエーション

[1] ネゴシエーションとは何か

　ネゴシエーションの直接的な訳語は**交渉**である。この言葉から想起されるのは、利害が異なる立場同士の人たちがお互いの妥協点を探る様子であり、前提として対立の構図がある。そう考えるとソーシャルワークの現場でネゴシエーションが機能する場面は比較的少ないと言えるかもしれない。

　しかし、仮に立場上の対立の構図がない、本来協力して仕事を進めるべき人たちの間でも、考え方や方針のちがいは存在し得る。そのような状況は当然克服されなければならない。そこで、意見の交換を通じて譲るべきところは譲り、お互いに納得できる合意点を見出すネゴシエーションが重要になるのである。この場合、協調関係にあるべき人たちの意見のすり合わせであるから、交渉というより**調整**という日本語のほうが近い。

　ソーシャルワークの視点からネゴシエーションの考え方が重要性をもつのは、そこに妥協という要素が含まれるからである。「意見が違うなら『説得』しよう」という気持ちで話し合いに臨むなら、それは相手の意見を自分側に100％変えようとする試みである。相手の考えだけを変えさせるという一方的な思考では意見を統一することは難しい。どのあたりまでなら譲れるか、自分もある程度妥協して**コンセンサス**を図る、この心構えを忘れてはならない。「足して２で割る」、「落としどころ」などは日本で以前から使われてきた表現だが、こうした協調主義的姿勢の重要性を示していると言えるだろう。

ネゴシエーション
negotiation

コンセンサス
consensus
意見の一致。合意。

[2] 説得のメカニズム

　一方的に相手を説得しようと試みることの問題点について先に触れたが、ネゴシエーションにおいて、相手に対して説得力のあるメッセージを発することは本質的に重要なことである。人を説得するとはどういうことか、コミュニケーション研究の視点から見ていこう。

（1）権威の効果

　同じことを伝える場合でも、話し手が専門家として名高い場合などは、そうでない場合よりも説得効果が高まると言われている。権威のある送り

手（信憑性の高い送り手）のメッセージのほうが、説得効果が高い（**態度変容**が起こる確率が高い）ことは、実証研究でも明らかになっている。しかし、こうした**権威**による効果は、時間の経過により薄れるという結果もまた、観測されている。送り手の魅力や**権威**による**説得効果**は説得直後には高いが長続きしない。

(2) 脅しの効果

「このままタバコを吸い続けると、肺ガンになる確率が○％ですよ」という**脅し**は、ヘビースモーカーを禁煙に導くだろうか。脅しの効果は実はあまり高くないと考えられている。たとえば、仕事を発注する側の強い立場の人が「この条件のままでは、もうおたくとは取引できない」と脅せば、それなりの効き目があるだろう。しかし、それは心から説得されたものではない。脅しをかけられると、人は恐怖の刺激のほうに反応してしまい、論理的に考えて納得しようという姿勢が生まれにくくなる。肝心のコミュニケーションの内容が過小評価、あるいは無視されてしまうために中枢的・本質的な態度変容に至らないことが多いと研究者たちは考えている。

(3) 報償の効果

相手に何らかの**報償**を与えて、その代わりに意見を受け容れてもらおうという試みもしばしば行われる。こうした付加価値の効果は、説得内容について受け手の知識があまりない場合は効果的だが、受け手側に強い興味やこだわりがある場合は効果が薄いと言われている。しかしながら、現実のネゴシエーションの場面では、このように何らかの付加価値によって相手を説得しようとすることが多い。仮に相手が心から納得していないとしても、現実的には、交渉の妥協の足がかりとして、こうした付加価値の提示がしばしば行われ、それなりに効果を上げるのである。

(4) 精緻化見込みモデル

人が説得されるときのメカニズムには、2つのルートがあると言われている。相手のメッセージを処理した結果、テーマについての自分の捉え方・考え方（認知構造）そのものが変わる場合は、心から納得した状態であり、これを**中枢ルート**と呼ぶ。その一方で、話し手の権威や魅力、脅し、報償などの、説得内容とは直接的にはかかわらない情報によって、受け手の態度が変わる場合もある。これを**周辺ルート**と呼ぶ。これら2つのルートの関連性を明示したものが、**精緻化見込みモデル**である（図4-9-1）。周辺ルートで説得された場合は、その効果は日が経つにつれて薄れると考えられている。ネゴシエーションを周辺ルートでまとめた場合には、必ず文書などで記録し、合意点を「心」のレベルから「約束」のレベルに移行しておく必要がある。

図4-9-1　精緻化見込みモデル(1)

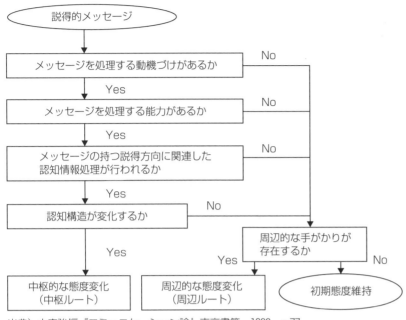

出典）中森強編『コミュニケーション論』東京書籍，1998，p.77.

B. ネゴシエーションの手順

[1] 事前準備

　本格的なネゴシエーションを行う場合、「当たって砕けろ」ではだめで、事前に周到な準備をしておく必要がある。

　第1に、関連状況を把握し、関係人物について十分に調べておく。特に**キーパーソン**について詳細な情報があると、戦術上も有利である。

　第2に、話し合いの中で確認しておかなければならない事項をリストアップし、漏れがないようにしておく。

　第3に、交渉のストーリー、議論の流れをシミュレーションしておく。最終的な合意点のイメージをもち、そのための**譲歩案**なども考えておくことが大切である。ただし相手のあることなので、実際の交渉現場では当初の計画にこだわりすぎず、臨機応変に対応しないと話はまとまらない。

　最後に、細かな環境要因を精査しておく。交渉には心理的要素も大きく影響する。交渉する場所、交渉者の数、タイムリミット、第三者の参加・不参加など、意思決定に影響を与える可能性のあるものについて確認しておくことが必要である。

[2] ネゴシエーションの過程

　実際の交渉現場ではどのように話を進めればよいのだろうか。合意形成

キーパーソン
key person
組織の意思決定に決定的な影響力をもつ人。

に至るまでの過程を4段階に分けて検討する[2]。

①第1段階：雑談による探り合い

②第2段階：テーマおよび関連事項についての情報交換

③第3段階：説得

④第4段階：譲歩と合意

　いきなり説得工作に入るのではなく、事前に十分な情報交換のプロセスをもち、お互いに誤解のないようにしておくことが大切である。また本題に直接関係のない探り合いのコミュニケーションは、ネゴシエーション全体の雰囲気づくりに役立つほか、相手の性格の特徴や、話し合いに対する姿勢を探るうえでも重要である。

　第3段階では、双方が相手を説得しようと自説を展開するが、どちらかの意見がそのまま通ることは通常あり得ない。そこで第4段階としてお互い100%を得ることは無理という前提で、妥協点を探っていくことになる。

[3] ネゴシエーションのフォロー

　何らかの意見のちがいがあって、それをネゴシエーションによって解決したとする。もちろん合意された内容がお互いに遵守されているかをきちんと確認していくことが、その後のフォローとしては最重要となる。

　ただ、それだけでは十分とは言えない。ビジネス、あるいは社会的活動の一般的慣習としても、日本では基本的に「長いお付き合い」が大切とされてきた。勝つための戦術を駆使し、心理戦を制して、一度のネゴシエーションで成功を収めることも、時には大切である。しかし、とりわけソーシャルワークの分野では、相手の立場を十分に考えて、長期的に良好な人間関係を維持していくことを忘れないようにしたい。

C. ネゴシエーションの戦術

　ネゴシエーションを有利に進めるために有効とされるいくつかの戦術がある。ソーシャルワークに応用できるものを概観しよう。

[1] 新たな視点の提示

　争点が1つしかないと交渉はまとめにくい。たとえば商品の卸価格の交渉であれば、妥協点を探る際に綱引きのような心理状態になる。そこで、売り手側は「その価格で結構です。そのかわり20ケース多く買ってもらえませんか？」と提示してみる。視点、争点を追加することによって、新たな妥協点が見出せる場合がある。ソーシャルワークにおいて他職種の人

と意見調整をする際にも、争点を追加して「○○については譲り、△△は
こちらの要望を受諾してもらう」といったまとめ方は大いにあり得るだろう。

[2] 担当者の役割分担

交渉ごとを１人で担当するのは精神的負担が大きい。誤解や感情的やり
とりを避けるためにも、２人以上のチームで臨むほうが安全である。２人の
場合は、話し合いにおける各自の役割をある程度決めておくとよい。**良い
警官・悪い警官戦術**では、悪い警官が相手にわざと強い言葉を投げかけて
圧力をかけ、言葉遣いも丁寧な良い警官が物分かりよくまとめる。悪い警
官が行き過ぎてはいけないが、ある程度こちらの立場をはっきり主張する
人と妥協点を探ろうとする人がペアになって交渉することは効果的である。

良い警官・悪い警官戦術
good cop/bad cop
tactics
交渉において相手に強く
迫る悪い警官と、まとめ
役にまわる良い警官が役
割分担する心理的戦術。

[3] 長期的信頼の積上げ

「あのソーシャルワーカーは、この問題については頑固で譲らない。で
も、その他のことについては柔軟に対応してくれる」。こうした評判は、
長期的な信頼につながりやすい。自分という専門職のこだわり、ポリシー
をしっかりともち、それを明快に根気よく伝え続けることが大切である。
そして一度決めたポリシーを常に貫く態度を長期的に継続すると、周囲の
人の間に一定の敬意が生まれ、その姿勢が尊重されやすくなる。

D. ケースワークに活かすネゴシエーション技術

さまざまな場面でのネゴシエーションについて考えてきた。駆け引きの
要素が多いと感じたかもしれないが、ネゴシエーションの本質は決して単
なる駆け引きではない。相手の状況を理解し、お互いの利益、満足が可能
な限り最大になる合意点を見出すための建設的なコミュニケーション行動
なのである。ケースワークの考え方として広く知られる**バイステックの７
原則**[3] を参照すると、ネゴシエーションの重要ポイントとの類似性に驚く。
クライエントを交渉相手に読み替えて検討し、本節のまとめとしたい。

個別化の原則は、クライエントの抱える困難や問題は似ているように見
えても人それぞれであり、同じ問題は存在しないという原則である。交渉
においても相手ごとに事情や考え方が違い、状況も千差万別である。類似
のケースでの成功体験を安易に当てはめて対処するような態度は慎みたい。

意図的な感情表出の原則は、クライエントが自分の感情を自由に表現で
きるよう励まし、受けとめることの重要性を説くものである。そのために
は、自分の感情を常に適切にコントロールしなければならない。これが**統**

バイステック
Biestek, Felix Paul
1912-1994
社会福祉研究者。ケース
ワークに臨む際の心構え
として７つの原則を提唱
した。

制された情緒的関与の原則である。ネゴシエーションに置き換えて考えると、相手が自由に話せる雰囲気を作ることは情報収集の観点からも極めて重要である。そして相手が心を開く状況を実現するためには、交渉者が感情を制御し、落ち着いて安定的な態度で接することが不可欠なのである。

受容の原則は、相手の状況を理解して受けとめることだが、受容は是認とは異なる。ネゴシエーションにおいても、相手の言い分を簡単に是認することはできないが、他者を受けとめ、理解しようとする姿勢は重要である。要求を受け入れるかどうかという価値判断はひとまず脇において、相手の話に真摯に耳を傾けることから始めるよう心がけたい。

非審判的態度の原則は、ソーシャルワーカーは善悪を判じないという考え方だが、これは交渉ごとにおいても必須の態度である。「自分のほうが正しいことを言っていて、相手の要求がおかしい」といった態度で臨むネゴシエーションは決してうまくいかない。あくまでも立場や考え方の相違があるだけで、それらを善悪で捉えることは慎まなければならない。交渉者には常に利害や意見を調整して、双方の合意点を探っていく姿勢が求められているのである。

クライエントの自己決定の原則は、相談に乗り援助をするとしても、問題を解決する主体はあくまでクライエントであるという原則で、ソーシャルワーカーの命令的指示は否定されている。誰もが自分の自由な裁量で物事を決めたいという欲求をもっており、交渉ごとでも相手のペースに乗せられて話が進むとそれだけで抵抗感が生まれることがある。これを**心理的リアクタンス**という。できるだけ相手を立てて、こちらの要望を踏まえたうえで自己決定してもらえるように話を進めることが重要である。

秘密保持の原則は、ソーシャルワークの過程で知り得た情報管理についてのもので、主にクライエントのプライバシー保護を想定している。ネゴシエーションにおいても、交渉の過程で知り得た情報の管理には十分注意が必要である。万一、貴重な情報が第三者に漏洩した場合は、両者の関係そのものが壊れてしまうことにもなりかねない。話し合いを始める前に交渉過程における情報コントロールについて双方で確認しておく必要があるだろう。

心理的リアクタンス
psychological reactance
自分の自由が制限されていると感じたときにもつ抵抗感。アメリカの心理学者ブルーム（Brehm, J.）が提唱した。

注)
(1) 中森強編『コミュニケーション論』東京書籍，1998，p. 77.
(2) グラハム，J. R. ＆サノ・ヨシヒロ著／窪田耕一訳『アメリカ人の交渉術―日本式とどこが違うか』東洋経済新報社，1987，pp.91-123.
(3) 谷川和昭・柳澤孝主編『相談援助演習（第4版）』社会福祉士シリーズ 21，弘文堂，2020，pp.94-96.

124

10. ファシリテーション

A. ソーシャルワークにおけるファシリテーション

[1] ファシリテーションとは何か

　ファシリテーションは、一般には「容易にすること、促進」などと訳される。社会的な活動としてこの言葉を紹介したのは**ロジャーズ**であると言われている。彼はカウンセリングにおける個人の成長を促進するという文脈の中でファシリテート、ファシリテーションという言葉を使った。日本では1990年代から街づくりや教育、アートなどの多様な分野で**ワークショップ**が導入されるようになり、ワークショップを円滑に運営するファシリテーターに注目が集まるようになった。現在はビジネスにおける問題解決の手法として取り上げられることも多い。

　これを対人援助の視点から見ると、「関係性や共同行為の支援」を行うことで、メンバーの成長や発達が期待できる。ソーシャルワークにおける**グループワーク**（集団援助技術）は小集団の援助力を用いて問題解決や個人の成長を目指すものであり、ここでもファシリテーションの考え方や技法が大いに活用できる。指示や命令をするのではなく、対象者の主体性を大事にしながら物事を進めるファシリテーションの考え方やスキルは、ソーシャルワークとの親和性が非常に高い。

[2] ファシリテーションの類型

　ファシリテーターの役割は集団の活動に関与、方向づけをし、よりよい方向に導くことである。しかし、求められる関与や方向づけの強度は必ずしも一定ではない。ここでは何を支援・促進するのかに着目して、活動のタイプ別にファシリテーターの役割を確認する[1]。

(1) タスク型

　職場でのコミュニケーションがうまくいかない、人為ミスによる小さな事故が多発しているなど、差し迫った問題に直面した場合を想定してみよう。これらにどう対処していくか、問題解決が求められているケースではタスク型ファシリテーションが求められる。ある事象に対する人びとの考え方がバラバラで集団としてのコンセンサスが得られていないような場合も同様である。ここで求められるファシリテーターの役割は「問題解決」

ファシリテーションの定義
facilitation
本節では「人びとが集まって、やりとりをしながら共同で何かを行うときに、コミュニケーションの場を保持し、そのプロセスに働きかける取り組み、仕組み、仕掛け」[1]と定義する。狭義では、「会議やミーティングを円滑に進行するためのスキル＝話し合いの支援」と捉えることができ、より広く取れば、「人と人とのつながり、かかわりを後押しすること＝関係性や共同行為の支援」[2]と考えることもできる。

ロジャーズ
Rogers, Carl Ransom
1902-1987
臨床心理学者。カウンセリングの研究手法を確立した。

ワークショップ
workshop
参加者の主体性を重視した講座や研究集会などのこと。

グループワーク
social group work
小集団の援助力を用いて問題解決やメンバーの成長を目指す集団援助技術の総称。

ファシリテーター
facilitator
協働促進者。ファシリテーションを実践する人。

と「合意形成」の促進であり、人びとの納得感が得られる解決策の決定に向けて、周到な働きかけが必要となる。ビジネス領域の「問題解決ファシリテーター」は、タスク型ファシリテーションを実践する人を指している。

(2) ラーニング型

　地域コミュニティにおける諸活動、環境教育、芸術活動などさまざまな分野で行われるワークショップを支援する場合はラーニング型ファシリテーションとなる。近年は教育現場においても、教師が一方的に教え込むのではなく、参加型のやりとりを通じて学生や生徒が自ら気づき、学んでいくスタイルの授業が増加してきた。こうした**アクティブラーニング**を促進することも含まれる。この場合、タスク型のように何らかの現実的問題に直面しているわけではない。参加者が興味をもち、意見を表明しやすいような課題設定を行うこともファシリテーターの役割となる。ラーニング型の場合、集団の活動を通じて個々人の「学び」を支援・促進することが目的であるので、望ましい方向に向けて常に強く関与するのではなく、ときには参加者を注意深く見守り、場合によっては失敗もさせて、参加者の気づきを促すことも大切である。限られた体験の中で参加者がいかに多くのことに気づき、学ぶか。綿密に計画された課題設定、学びを促す問いかけ、そして参加者の様子についての注意深い観察が求められる。

アクティブラーニング
active learning
能動的学習。

(3) リレーション型

　ミーティングやワークショップなどの特定の時間、空間を超えた、少し大きなフレームのファシリテーションである。たとえば、さまざまな職種の人が協働する福祉の現場で、各自の考えが異なり十分に協力体制がとれていない場合に話し合いの場を設けたり、特定の課題に対処するワーキングチームを結成したりするのは、リレーション型ファシリテーションであると言える。この場合、タスク型のように外的な問題があるのではなく、コミュニケーション不足や考え方のちがいなど、人びとの間に問題がある。こうした障壁を少しずつ減らして協力関係を構築するには、それぞれの立場や性格などにも配慮した粘り強いアプローチが求められるだろう。ここでのファシリテーターは、関係者に個別に現在の考え方や利害関係をヒアリングしたり、話し合いの具体的な場づくりを提案したりするなど、積極的な役割が求められる。また、人と人との関係づくりは一朝一夕にいかない場合も多く、長期的な働きかけを続けていくことも時に必要となる。

　3つの類型を見てきたが、これらは完全に独立したものではない。ワークショップの最初にアイスブレイキングを行えば、「ラーニング」に加えて「リレーション」も促進していることになる。立場の異なる人びとの「リレーション」を構築したうえで、改めて直面する問題を解決する「タ

スク」に取り組むこともあるだろう。3類型はファシリテーターが場やメンバーにどのようにかかわるかを考えるうえでの一つの目安として考えたい。

B. 話し合いのファシリテーション

ここでは特にタスク型、ラーニング型のファシリテーションの中核となる、話し合いの支援・促進について検討していく。

［1］話し合いの基本的な流れ

参加者が自由に意見を出し合い、創造的な成果が得られるような話し合いを行うためには以下のようなプロセスで行うのがよい。

（1）共有のステージ

これからの話し合いに必要な最低限の情報をみなが共有するステージである。お互いにどのような立場でかかわっているのか、参加者相互が知り合うことも必要である。そのうえで何が問題なのか、いつまでにどのような成果を上げないといけないのか、話し合いのゴールを明確にする。

（2）拡散のステージ

自由な発想でアイデアを広げ、多様な可能性を模索するステージである。実際の細かな制約事項などは考慮せずに思いつくままに発言してよい。出された意見やアイデアをその場で吟味することはしない。参加者が自分の考えを自由に表明することは、最終的な結論に対する納得感にもつながる。

（3）収束のステージ

出された意見を集約していくステージである。効果と実現可能性を十分に考慮しながら話し合いを進めていく。ファシリテーターは自分の意見を言うのではなく、議論が脱線しないように気を配りながら、時には軌道修正を提案するなどして、収束の方向に導いていく。

（4）確認のステージ

まとまった内容について参加者全員で確認、共有するステージである。みなが納得しているか確認し、今後の行動計画など次のステップにつなげる。

［2］効果的な問いの発信

各ステージにおいて重要なのは参加者が積極的に意見を言い合えるよう促すことである。発言しやすい雰囲気をつくるためには、ファシリテーターの「問いかけ力」が重要になる。たとえば「ソーシャルワーカーのあるべき姿とはどんなものですか？」と問えば、「あるべき姿」が抽象的すぎて、答えに迷う参加者も出るだろう。あえて意見拡散のため抽象的質問を

127

することもあるが、基本は答えやすい限定的な問いかけをしたほうがよい。

質問例①「職場の雰囲気がよくないと感じるのはどんなときですか？」

「感じる」という言葉を入れると、それは個人の主観なので参加者は答えやすくなる。「一人一つずつ挙げてください」などと補足するのもよい。

質問例②「なぜ、このようなギャップが生じると思いますか？」

原因の洗い出しを行いたい場合は、「なぜ」をつけて問いを立てるとよい。「思いますか（思う）」も感じると同様、参加者の発言を促す言葉である。

質問例③「○○のためのアイデアをできるだけ多く出してください」

「アイデア」は思いつきに近いニュアンスで自由度が高い。「できるだけ多く」と添えることで質より量でどんどん発言してよい雰囲気になる。

質問が抽象的だと、参加者は趣旨を取りちがえてはいけないと警戒し、発言を控える傾向がある。答えやすくなる「言葉の一添え」を心がけたい。

［3］話し合いを円滑にする手法

多様な人びとが集まった話し合いの場で、参加者が打ち解け、自由に意見を言い合う雰囲気をつくり出すことは容易なことではない。出された意見をみなが納得する形で収束させていくことにも相当の労力を要する。以下に場づくりと問題整理の手法として比較的よく使われる手法を紹介する。

（1）アイスブレイキング

アイスブレイキング
ice breaking
「アイスブレイク」とも呼ばれる。
➡ p.84

参加者が打ち解けて、意見を出しやすくするための雰囲気づくりの手法である。議論開始の前にグループ内で取り組める簡単なゲーム、クイズ形式にアレンジした自己紹介などを行う。時間を要さず、気軽に取り組めるアクティビティにするのがポイントである。共有のステージで行い、次の拡散のステージでみなが気軽に意見を出しやすくする雰囲気づくりに役立てる。

（2）ブレーンストーミング

オズボーン
Osborn, Alex Faickney
1888–1966
アメリカの実業家。創造的思考に関する著作を出版した。

オズボーンが開発した手法で、アイデア会議とも呼ばれる。「思いつくまま何でも発言してOK」、「他人の意見の批判は厳禁」というルールに基づき、時間を区切って話し合う。**拡散のステージ**では、他人の意見を批判したり、まとめようとしたりする人が出る場合があるが、ブレーンストーミングであると明確化することで本来の自由な意見交換の時間とすることができる。

（3）KJ法

川喜田二郎
1920–2009
文化人類学者。著書『発想法』でKJ法を紹介した。

考案者川喜田二郎の頭文字から名づけられたもので、拡散のステージで行う。各自が考えたことを付箋紙に書く。意見を言うのが苦手な人でも参加しやすく、短時間で多くのアイデアを集められる。付箋紙は内容でグループ分けして模造紙に貼り、整理していく。参加者の意見の傾向を「見え

る化」することにより、収束のステージに向けての貴重な資料となる。

［4］オンラインミーティングの留意事項

近年はオンライン上の話し合いが増加してきた。オンラインの場合、ファシリテーターが担う「話し合いの場づくり」という点でも対面とは異なった配慮が求められる。

（1）通信環境の整備

画像や音声に不具合があると、参加者側にもストレスがかかり、本来の成果を得るための妨げになりかねない。事前にチェックを重ね、通信環境に万全を期す必要がある。ファシリテーターとは別に会議中のシステム対応をする人を1人、別に立てるのがよい。

（2）ブレイクアウトセッションの活性化

オンライン会議ツールにグループ分けの機能があるので、それを活用する。オンラインでやりとりする場合、参加者の関係がフラットに保たれやすく一人が仕切る可能性が低くなる分、1グループはより少人数で3～4名程度がよい[3]とされる。また、対面の場合と同様、グループワーク終了後は必ず全体に戻り、結果の分かち合いを行う。

（3）事前の周知

オンライン会議の場合、場の空気が読みにくいので、ファシリテーターの指示や助言もより明確化されなければならない。しかし、場の雰囲気を共有していない分、それらの指示が参加者には厳しく、上から目線に感じられることもあり得る。当日の指示が少なくてすむよう事前に会議のポイントや想定されている流れを情報提供し、共有しておくようにするとよい。

C. グループワークにおけるファシリテーション

ソーシャルワーク実践の手法の一つであるグループワークとは、グループに所属する個人が他のメンバーとの相互作用を通じて成長できるように支援していく援助方法のことである。社会福祉の知識や技術を備えた専門職である**グループワーカー**がグループの展開過程に意図的に介入を行い、目的に向けて働きかけを行う点において一般のグループ活動とは異なる。そしてその意図的介入の方法論としてファシリテーションは有効である。グループワークの展開過程に沿って確認していこう。

グループワーカー
group worker
グループワークを側面から支援する社会福祉の専門家。

［1］準備期

取組みを始める前段階である。グループワーカーは活動計画を立案し、

協力体制を構築するなど、活動のための環境を整える。この段階では、リレーション型ファシリテーションで行われる関係者へのヒアリングが欠かせない。参加する利用者についての現状を把握するとともに、彼らの不安を取り除くような事前の情報提供や励ましなども求められる（「波長合わせ」：tuning）。

［2］ 開始期

　開始期は利用者をグループに馴染ませることから始まる。**アイスブレイキング**などの手法を使い、メンバー同士が打ち解けて和やかな雰囲気になるように導きたい。活動の目的、期間、費用、プログラム、役割分担など、グループワークの全容を明らかにし、みなで共有する。押しつけにならないよう、メンバーの意見も聞きながら丁寧に説明をすることが肝要である（取り決め：契約）。

［3］ 作業期

　メンバーが協力して何らかの成果を出すべく作業を進める段階である。当然ある程度の方向づけは必要だが、メンバー間の関係性や意見交換に過度に干渉しないように注意したい。メンバーの主体的な行動を促し、最終的にグループ内で**相互援助システム**が確立するよう注意深く、抑制的な助言を与える。これはまさにファシリテーションそのものである（グループダイナミクスの活用・促進）。

［4］ 終結期・移行期

　グループ活動をまとめ、メンバーが次の段階に移行できるように援助する段階である。グループワーカーはメンバーとともに活動を振り返り、評価をする。仮に所期の目的が達成できなかった場合でも、体験から学べることはたくさんある。うまくいかなかった経験も含めてメンバーの成長に活かせるような方向づけを行いたい（振り返り、洞察：insight）。

注）

(1) 井上義和・牧野智和編『ファシリテーションとは何か──コミュニケーション幻想を超えて』ナカニシヤ出版，2021，p.vi，pp.94-98.
(2) 徳田太郎・鈴木まり子『ソーシャル・ファシリテーション──「ともに社会をつくる関係」を育む方法』北樹出版，2021，p.4.
(3) 中村文子＆ボブ・パイク『オンライン研修ハンドブック──退屈な研修が「実践的な学び」に変わる学習設計』日本能率協会マネジメントセンター，2021，pp.286-289.

11. プレゼンテーション

A. ソーシャルワークにおけるプレゼンテーション

[1] プレゼンテーションとは何か

　もともとアメリカの広告業界で使われていた**プレゼンテーション**という言葉は、今では中学校の国語の教科書にも出てくるほど一般化した。

　対人コミュニケーションの一つとしてプレゼンテーションを捉える場合、**スピーチ**と対比するとわかりやすい。スピーチはスピーク（speak）の名詞形であり、まさに「話す」ことが大切な、話し手本位のコミュニケーション行動である。話し手は自分の言いたいことを自分らしく率直に表せばよい。一方のプレゼンテーションは、聞き手に情報というプレゼント（present）をあげる行為である。プレゼントで重要なことはもらった人が喜ぶかどうかであり、それゆえプレゼンテーションはとことん聞き手本位でなければならない。自分が言いたいことではなく、「相手の聞きたいことを相手に合わせた表現方法で話す」、この原則を心に留めておきたい。

　プレゼンテーションの目的は以下の2つに大別される。
①相手に何らかの行動を起こさせるために行うもの（説得型）
②相手に情報を正確に伝えるために行うもの（情報提供型）

　たとえば、商品を買ってもらいたい、企画を採用してもらいたい、といった目的から行うものは説得型、介護保険の新しいルールについて正しく理解してもらいたいという目的から行うものは情報提供型に分類できる。

　また、より広くとれば、初対面の人たちに対する簡単な自己紹介や挨拶などもプレゼンテーションと捉えられる。これらは情報提供というよりも、むしろ自分という人間に対する相手の警戒感を除去し、好印象をもってもらうためのものである。いわば「好感獲得型」と言えるだろう。

　このように見ていくと、プレゼンテーションが企画、営業、マーケティングなどの特別なビジネス分野に限ったものでないことがわかる。また、政治や企業統治の分野で求められてきた**アカウンタビリティ**が、近年は社会のすべての分野で要求されるようになってきた。ソーシャルワークの業務においても、援助の効果や、そのための費用についての情報の開示や説明を、関係者や社会に対して行うことが求められている。プレゼンテーションの技術を磨くことは、すべての社会的活動を行う者にとって、必須の

プレゼンテーション
presentation
本節では「正確な情報を、それを求めている人々に、必要な時に、適切な形で、適切な場所で伝えること」(1)と定義づけて検討を進めていく。

スピーチ
speech

アカウンタビリティ
accountability
責任ある立場の人が職務上の意思決定等について説明する義務のこと。説明責任。

ことなのである。

[2] ソーシャルワーカーに求められるプレゼンテーション力

　ソーシャルワークの現場でプレゼンテーションを行うのはどのような場面か。研究会や研修会で、研究発表や実践報告を行うこともあるだろう。また、利用者やその家族に援助の方針を説明し、理解を得たい場合にもプレゼンテーションは有効なツールである。他職種との連携など、サービス提供者側で協力関係を構築する場合にも、関係者を集めてプレゼンテーションを行い、その後に意見交換を行うことがしばしばある。

　このように考えると、ソーシャルワーカーに求められるプレゼンテーション力は、何が何でも企画を通す押しの強さや話力ではなく、関係者の理解を得られるように情報をわかりやすく伝える能力であると言える。相手の話がわかりにくいと、人は不安や不快の感覚をもち、心を閉ざしてしまいがちである。わかりやすく話すにはどうしたらよいか。以下、7つのポイントを確認していこう。

(1) 大枠から話す

　人は状況についてまず大枠からざっくり押さえたいと感じる傾向があり、いきなり細かい話が始まると違和感をもちやすい。概要が先で詳細は後、結論が先で理由は後、この順序を遵守するように心がけたい。プレゼンテーションの導入部分で「発表概要」のスライドを提示するのは、まず概要を把握したいという聞き手の欲求に応えるためである。

(2) 具体的に話す

　ソーシャルワークに限らず、仕事上のコミュニケーションにおいて曖昧な話をしてもメリットは一つもない。誤解が生まれる危険を少しでも回避するため、常に具体的に話す習慣をつける必要がある。何をいつまでにやるのか、お金はいくらかかるのか、数字も交えて話すよう心がける。話す前に 5W2H の漏れがないか、確認する習慣をつけるとよいだろう。

5W2H
情報伝達のためのフレームワーク。
When（いつ）、Where（どこで）、Who（誰が）、What（何を）、Why（なぜ）、How（どうやって）、How much（いくらで）。

(3) 自信をもって言い切る

　物事に絶対はあり得ず、特に対人的要素の強いソーシャルワークにおいて「こうすれば大丈夫です」と言い切るのには相当な勇気が必要である。しかし、わずかな可能性までを気にして、いつも話をぼかしていては相手の信頼は得られない。専門職の矜持をもって、ときには「ここまでは約束できます」などと言い切る態度をもちたい。

(4) ゆっくり話す

　現在、各大学で実施を義務づけられている授業アンケートでは、「先生の話し方が速すぎる」という苦情が多く、「話し方が遅すぎる」という声

はほぼ皆無であると言われている。話すほうが自分の「知っていること」を話すのに対し、聞くほうは原則的に「知らないことを」を聞く。このギャップから生まれる脳の情報処理スピードのちがいを理解し、自分でちょうどいいと思うよりもさらに少しゆっくりめに話すことを推奨したい。

(5) 相手の土俵に立って話す

利用者の中には、通常の説明では理解が難しいような人もいるかもしれない。相手の知識レベルや理解力にも配慮して、どのように話せばわかってもらえるか、よく検討する必要がある。人は何ごとも自分の知っていることに絡めて理解しようとするので、相手に馴染みのある話題を織り込みながら話すと、一定の効果が期待できる。

(6) 専門用語は使いどきを考える

IR（アイアール）という言葉を聞いて何が浮かぶだろうか。投資家であれば「投資の判断に必要な情報提供（Investor Relations）」と答えるだろう。しかし、建設業関係の人なら「統合型リゾート（Integrated Resort）」、大学関係者なら「意思決定のための調査研究（Institutional Research）」と全く別の解釈になる。この用語を使って相手にわかるか、誤解される可能性はないか、専門用語を使う場合には十分な注意が必要である。

(7) タイムマネジメントを徹底する

人間の持ち時間は１日 24 時間であり、その点で誰でも平等である。他人の時間を１分たりとも無駄にしない気がまえをもちたい。プレゼンテーションを行う場合は、その冒頭で「何分ぐらい話すのか」を聞き手に伝え、その時間の約束を守るように心がける。ダラダラ話さず、時間管理を徹底するのは話し手の基本的責務である。

B. プレゼンテーションの具体的手順

プレゼンテーションの手順について、内容構成、表現技術、**ビジュアルエイド**、質疑応答、環境設定の５つの視点から概観する。

> **ビジュアルエイド**
> **visual aid**
> 視覚教材。コミュニケーションの助けとなるような、視覚に訴える資料のこと。

[1] 内容構成

基本的に**導入・本論・結び**の３部で構成する。時間配分は、たとえば10分間話すのならば、導入２分、本論７分、結び１分のように、導入に少し長く時間をかけて、聞き手の「聞く態勢」を確立するのがよい。

(1) 導入

冒頭でまずフルネームで名乗り、挨拶をする。多少、前フリのようなテ

ーマに関係のない話をして場を和ますのもよい。次に、何のためのプレゼンテーションなのか、目的を説明する。その後、所要時間と全体の概要を説明し、質疑応答は最後に受ける旨、断わっておく。導入部で最も重要なのは、プレゼンテーションの概要を明確化しておくことである。聞き手は、話の「先が見えない」と興味を失いやすい。最初に全体像を示して、聞き手に心の準備をさせたほうが、その後の展開もスムーズに行く。

(2) 本論

本論の組み立て方には以下の①〜④がある。

①**過去→現在→未来**　時間の順に話を展開していくやり方。

②**既知→未知**　聞き手に馴染みのある内容の後で、新しい情報を提示するやり方。

③**概要→詳細**　全体の大枠を明示した後で、細かい点を説明していくやり方。

④**結論→理由**　結論を簡潔に示した後で、それに至る経緯・事情を説明するやり方。

誰でも過去・現在・未来の順は理解できるので、時系列の説明は聞き手に親切である。また、既知のことを先に説明することで安心感を与え、そこから新しい情報に移れば受け入れられやすい。概要や結論を先に言うのは、聞き手が「先に聞きたい情報」だからである。概要が理解できると詳細が知りたくなる、結論を聞かされると「なぜそうなのか」理由を知りたくなる。聞き手の心理に合わせた組み立てをすることが重要なのである。

(3) 結び

傾聴
active listening

全体の簡単なまとめ、**傾聴**のお礼などでさらりと終わらせるのがよい。原則的に新しい情報は入れない。結びの部分であまり多く話すと、聞き手に「くどい」印象を与えてしまうことが多いので注意が必要である。

[2] 表現技術

チャネル
channel
回路。相手にメッセージ
を伝えるルート、道筋の
こと。

表現技術とは構成した内容をどのように伝達するか、話し方・伝え方の部分である。伝達にはさまざまな**チャネル**がある。表情、声の調子、間の取り方、身ぶり、服装など、複数のチャネルを駆使して情報を生き生きと伝えたいものである。表現技術は**言語表現**と**非言語表現**に大別できる。

(1) 言語表現

効果的に伝達するための言語上、修辞上の工夫として以下が挙げられる。

①**比喩の活用**　**比喩**とは、身近なものにたとえることで情報をわかりやすくする手法である。「標高○○キロメートル」と言う代わりに「富士山と同じくらいの高さ」と表現すれば、聞き手にとってイメージが湧きやすいだろう。

②**例示の活用**　例示とは、事例を挙げて一般概念を補強する手法である。
小学生に著作権の概念を説明するとき、「著作権は著作者に独占的に与
えられる権利で特段の手続きを経ることなく……」などと説明するだけ
ではわかりにくい。どんな行為が著作権侵害にあたるのか、具体的事例
の提示が必要となる。

③**つなぎ言葉の活用**　つなぎ言葉とは、「たとえば」、「しかし」、「つまり」、
「要するに」など、話がどちらに展開するかを予測させるナビゲーショ
ンの言葉である。こうした言葉を大きな声で、間を取りながら発するこ
とによって、聞き手にとってわかりやすい話（先の読みやすい話）をす
ることができる。

④**用語の選択**　用語の選択も重要である。馴染みのない言葉が多く出てく
る発表は聞きにくい。社会福祉関係者だけの会合で一定の共通理解があ
る場合と、一般の人びとに話すときでは、使うべき用語もちがってくる。
この言葉を使って相手にわかるか、常に意識して用語を選択していく必
要がある。

(2) 非言語表現

言語によらない表現技術には、以下のようなものがある。

①**身ぶり・姿勢**　身ぶりの重要性は意識されることが多いが、同様に**姿勢**
も重要である。腰の位置を決め、胸を張って堂々と話す。随所に自然な
動きを入れる。動く、動かない両方の**身体表現**を組み合わせることが肝
要である。

②**表情**　表情は明るく、笑顔を忘れないようにしたい。人は自分に好意的
に接してくれる人に対し、その好意を返したいという心理が働く。これ
を**好意の返報性**という。常に友好的な雰囲気を保ちつつ話すことが大切
なのである。

③**アイコンタクト**　アイコンタクトとは、話しながら目で合図を送る行為
である。聞き手は話し手が「自分のほうを見ている」と感じると、緊張
感をもって話を聞く。あまり威圧感を与えないように気を配りながら、
巧みに目を配り「あなたに話しかけているのですよ」というメッセージ
を送るようにしたい。

④**服装・髪型**　服装や**髪型**も、聞き手に対して何かを語りかけていると考
えるべきである。職業人として相応しい身だしなみにするのはもちろん、
プライベートも含めて社会人として**TPO**に合わせたスタイルを心がけ
るべきである。

⑤**声の大きさ・調子**　声の出し方・話し方は、大きく、ゆっくりを心がけ
たい。ところどころで間を取って、メリハリのついた話をすることも重

身ぶり
gesture

姿勢
posture

身体表現
body language

好意の返報性
reciprocity of liking
人は自分に好意を示して
くれた相手に好意をもち
やすいという心理上の傾
向を表した言葉。

アイコンタクト
eye contact
相手に視線を送ることで
何らかのメッセージを送
る行為。

TPO
Time Place Occasion
時と場所と状況、その場
の文脈を表した言葉。

要である。

[3] ビジュアルエイド

人間は情報を手に入れるとき、その多くを目（視覚）から得ており、その割合は80%以上になるとも言われている。何かを効果的に見せることによって、プレゼンテーションの効果は大いに高まる。視覚に訴える補助資料をビジュアルエイドと呼ぶが、これは**提示資料**と**配付資料**に大別できる。

提示資料には、多くの聴衆の目を引きつける効果がある。最近では、パソコンの**プレゼンテーションソフト**を利用して、スライドを作成するのが主流となっている。こうしたソフトを使って資料をつくるときの注意点としては、あまり多くの情報を1つのスライドに入れすぎないように、キーワードを中心にシンプルにまとめることである。グラフやイラストなどを織り込むと、より印象的なスライドにすることができる。

インパクトが大切な提示資料と比べ、記録・保存の意味のある配付資料は、正確性・詳細性を重視する。レジュメ類は聞き手が持ち帰るものなので、著作権などにも配慮しながら正確な資料をつくる。また、話すと煩雑になるような細かなデータは表でまとめ、「詳しい予算計画はお手元の資料でご確認ください」などと説明するやり方もある。

[4] 質疑応答

質疑応答は発表が終わってからまとめて受けるほうがよい。途中で質問を受けると、全体の予定が狂うからである。質問はプレゼンテーションの内容をより正確に深く受けとめようとする聞き手側の能動的な行為であるから、常に肯定的に受け入れ、真摯な態度で答えることが求められる。

質問をされたら、すぐ答えるのではなく、質問内容を自分の言葉に置き換えて**言い直し**を行う。このプロセスで、質問の取り違えが防げるし、また、質問者以外の聞き手も質問内容が何であるかを確認することができる。

自分に知識が不足していて、質問に答えられないケースもあり得る。その場合、ごまかさず正直にそのことを伝えるほうがよい。ただし、わからないと開き直るのではなく、「今、データがありませんが、来週までにお調べして回答します」などと期限を区切ってフォローの約束をするとよい。

[5] 環境設定

会場の下見は重要である。マイクやプロジェクターなどの設備のチェックを徹底し、本番で戸惑わないようにしたい。座席レイアウトなど会場設営にも気を配る。可能ならば、その会場でリハーサルを行うとよい。

提示資料の例
PC資料の投影、書画カメラ、ホワイトボードなど。

配付資料の例
レジュメ、配付用商品サンプルなど。

プレゼンテーションソフト
presentation software
スライドショー形式で情報を表示するためのソフトウェア。

C. グループプレゼンテーション

プレゼンテーションは必ずしも個人で準備・実施するものとは限らない。次に、複数のメンバーが協働して行うグループプレゼンテーションについて取り上げる。

[1] グループで準備・実施することの意義

ソーシャルワークの現場で、関係者が心を合わせ、協力して対人支援にあたることは極めて重要である。しかし、「利用者のことを第一に」という最終的な目的は共有できても、職種や立場のちがいにより、そこに至る方法論では一致できない場合も少なくない。グループプレゼンテーションは何らかの提案や、これまでの成果を決められた日に発表するという点で、やることと期日がはっきりしており、その点で関係者が協働関係を築きやすい活動であると言える。

また、プレゼンテーションの効果という面から見ても、個人で実施するよりも複数のメンバーの知見を集めることで、より精緻で完成度の高い内容の発表が期待できる。準備段階でさまざまな意見交換を行い、内容を深めていく過程は、職員の意識向上やスキルアップにも資するだろう。研究会や勉強会などで、職場の若手職員にグループプレゼンテーションの機会を与えることは、人材育成の面からも有効である。

[2] グループプレゼンテーションの留意事項

グループプレゼンテーションも、準備の手順や当日やるべきことの基本は個人の場合と変わりない。しかし、多くの知見や知恵を集められる反面、グループでの発表には難しい部分もある。複数のメンバーで協働する過程での留意事項を以下で確認する。

(1) 諸条件の共有

発表の準備にあたり、グループのメンバーで所与の条件について早期に共有しておく必要がある。発表の「日時」、「場所」、「持ち時間」などの基本情報に加え、どのような機会、趣旨での発表なのか、聞き手はどのような人たちなのかも関係者全員で確認しておきたい。

(2) 目的・手順の確認

プレゼンテーションの目的について準備段階の最初に全員で話し合っておく必要がある。「何を伝えたいのか」、目的が確定したら、それを達成するための準備の進め方や当日の段取りを話し合う。途中で意見の食いちがいが生まれないように、準備に取りかかる前にメンバー全員が目的と手順

について十分に合意しておくことが肝要である。

(3) 役割分担

発表の大枠が決まったら、メンバーで役割分担を行う。情報の整理、内容の組立て、資料の作成、当日の発表など、誰がいつまでに何をやるのか明確にしてから各自の作業に入るようにする。いったん役割が決まると自分のパートだけに集中しがちなので、定期的に進捗状況を交換し合って、各自が発表全体を意識する機会を設けるようにするとよい。

(4) 全体調整・リハーサル

発表日までにある程度の余裕をもって、全体調整を行う機会を設ける。スライド作成を分担した場合は、フォントやレイアウトを調整し、全体の統一感が出るようにする。複数の人がプレゼンテーションする場合は、つなぎ部分がスムーズに行くよう必ず時間を測ってリハーサルを行う。

(5) チームワークの表現

実際に発表する人が1〜2人の場合でも、当日はメンバー全員が前に立つほうがよい。話をしない人も姿勢、視線、表情などで聞き手にポジティブなメッセージを投げかけることは可能である。プレゼンテーションがメンバー全員の協働の成果であることを十分にアピールしたい。

D. プレゼンテーション技術の応用

ここまでプレゼンテーションの意義と進め方を検討してきた。テクニカルな細かな内容も提示してきたが、すべては「プレゼンテーションはとことん聞き手本位のコミュニケーション行動である」という点に要約できる。自分の事情、伝えておきたいことを優先するのではなく、相手の事情、聞きたいことは何かを第一に考える、これが最も重要な点である。

ソーシャルワークはまさに利用者本位の活動であり、その点でプレゼンテーションの考え方、スキルと親和性が高い。あらたまった発表の場に限らず、むしろ通常のコミュニケーションにおいてこそ、この考え方を実践することを推奨したい。日々の利用者とのやりとりで**プレゼンテーション・マインド**[2]を発揮すれば、支援の質はさらに向上すると思われる。

注)
(1) 森脇道子監修／武田秀子編『ビジネスプレゼンテーション（改訂版）』実教出版，2011，p.10，p.37.
(2) 大島武『「相手の聞きたいこと」を話せ！―プレゼンテーション・マインド』マキノ出版，2006，p.3.

12. ソーシャルアクション

A. ソーシャルアクションの始まりと展開

　ソーシャルアクションは、社会的な問題や不平等などに取り組むための行動や運動と定義することができる。ソーシャルワークにおいては、個人や家族の問題に対処することも重要であるが、それだけではなく、社会的なシステムや構造的な問題にも取り組む必要がある。

　ソーシャルアクションの歴史的変遷を整理してみると、19世紀後半から20世紀初頭にかけて、貧困などの社会問題に対処する有効な法律や政策はほとんど存在しておらず、慈善事業や慈善団体を通じて行われることが一般的であった。これらの慈善活動は、**慈善組織協会（COS）やセツルメント運動**といった**社会改良運動**へとして発展し、社会問題に対処するための政治的な取組みが重視されるようになった。これらの社会改良運動は、ソーシャルワークの誕生と基礎確立へとつながる。1920年代には、ソーシャルワークにおける社会正義の観念が醸成され、社会問題に対処するために、個人の行動だけではなく、社会システムの変化が必要であるという考え方が広がった。1960年代には、人種差別、貧困、環境問題など、多様な社会問題に対処するためのソーシャルアクションが盛んになる。ソーシャルワーカーは、公民権運動や反戦運動などの社会運動に参加し、社会正義のための活動を行うことが重要視された。また、これらの公民権運動は、ソーシャルワークにおける**エンパワメント**の源流となった。この時期のソーシャルアクションは、社会システム全体を変革しようとする大規模な運動として発展した。1980年代以降、政府の役割が縮小する中で、市民社会が重要性を増し、ソーシャルアクションも市民の参加による市民運動が中心的な役割を果たすようになった。同様に、地域においても、地域住民による住民運動としてのソーシャルアクションも行われるようになった。

　また、2000年以降は、インターネットの普及により、情報や意見を共有することが容易になったことで、ソーシャルアクションの範囲が拡大し、よりグローバルな規模での取組みが可能となった。たとえば、**SDGs**などの環境問題や**LGBTQ＋**や子どもなどの人権問題といった国際的な問題にも、ソーシャルアクションが行われるようになった。

　このような歴史的変遷を経て、現在では、ソーシャルワークにおけるソ

ソーシャルアクション
social action

慈善組織協会
COS: Charity
Organization Society
慈善的救済の組織化と貧民の発生の抑制を目的とした救貧組織として、1869年にイギリス・ロンドン、1877年にアメリカ・ニューヨークに設立された。

セツルメント運動
settlement movement
貧困問題の解決のために、大学生や教員、社会事業家などが集まり行われた地域の改良活動。

社会改良運動
アメリカのセツルメント・ハウスである「ハル・ハウス」では、施設を拠点とした社会改良運動が展開された。

エンパワメント
empowerment
利用者のもつ独自性や個性などのもつ力を引き出し、自立を促すこと。1976年ソロモン（Solomon, B.）は、著書『Black empowerment: social work in oppressed communities』により、人種差別の問題への援助理念として紹介した。

SDGs
Sustainable Development
Goals
持続可能な開発目標のこと。2015年9月の国連サミットで加盟国の全会一致で採択された「持続可能な開発のための2030アジェンダ」に記載され、2030年までに持続可能でよりよい世界を目指す国際目標である。

LGBTQ＋
性の多様性において数（8%程度）が少ない人である「性的マイノリティ」の総称。L＝Lesbian（女性同性愛者）、G＝Gay（男性同性愛者）、B＝

ーシャルアクションは、社会正義の実現や社会的不平等の是正、社会的弱者やマイノリティの権利の保護や復権など、社会的な問題解決のための重要な手段として位置づけられている。

B. ソーシャルワークにおけるソーシャルアクション

　ソーシャルワークにおけるソーシャルアクションとは、IFSW/IASSWのソーシャルワーク専門職のグローバル定義でも示される人権と社会正義、集団的責任や多様性の尊重を拠り所とし、社会的排除や抑圧の問題を解決することを目的とする活動である。このとき、当事者を始め、その家族や集団、関係者や地域住民や市民、コミュニティや社会、世界と連帯し、一般市民の意識を喚起しながら、社会福祉関係者や多種多様な専門職とともに組織化し、国や地方公共団体など行政や議会などに働きかける。それにより、法律や制度、サービスの改善や充実、創設を求め、新たな取組みを展開する。よって、ソーシャルアクションはひとりのソーシャルワーカーが単独で行うことができるものではなく、複数のソーシャルワーカーを始め関係者や関係機関、地域住民や市民との協力により成立する。また、ソーシャルアクションは、政治的な意思決定や社会システムの変革に向けた中長期的な取組みであるため、継続的な取組みが必要となる。

　具体的には、政策の提言や制定、コミュニティの組織化、教育活動、法的手続き、抗議活動、社会運動など、さまざまな形態が想定されている。また、ソーシャルワーカーは、当事者や当事者団体、コミュニティと協力して、「彼ら（当事者）の声を聞き」、「彼ら（当事者）が必要とする変化」を実現するために取り組む。このようにソーシャルアクションは、社会正義と人権のための取組みを通じて、個人やコミュニティの力を引き出すことを可能とする。よって、ソーシャルワーカーは、ソーシャルアクションを通じて、社会的な問題を改善し、人びとの**ウェルビーイング**を高め、より健康で幸せな生活を送れるように支援することが求められている。

ウェルビーイング
well-being

C. ソーシャルアクション実践の考え方

　ソーシャルワークにおけるソーシャルアクションの対象は、社会的弱者やマイノリティなどの当事者やその家族、それらの団体や集団、地域住民や市民、コミュニティや社会、国会や司法、国際である。そういった意味では、ソーシャルワークが介入する範囲は**ミクロレベル**から**メゾレベル**、**マクロレベル**と重層的であることがわかる。

ミクロレベル
micro level

メゾレベル
meso level

マクロレベル
macro level

また、ソーシャルアクション実践では、当事者や関係者の権利を擁護するとともに、当事者や関係者の力を引き出し、その力を活用する。このため、実践に用いられる機能として、**アドボカシー**やエンパワメントが挙げられる[1]。

アドボカシーは、当事者の権利を擁護する実践であり、具体的には、社会的・法制的に生活や人生の主体者としての位置づけが奪われ、権利侵害行為の対象となったり、困難な生活環境に置かれている人びとの復権を目的としている。そのため、具体的には、対象となる人びとの代弁や擁護のために介入、支援、助言を行う。また、アドボカシーには、当事者や家族個人の①**ケースアドボカシー**と、当事者集団やある特定の社会階層や属性にある人びとの②**クラス（コーズ）アドボカシー**に大別される。さらに、権利侵害が生じる危険性の予防的な側面と、権利侵害がすでに生じている事後的な側面に分けられる。

エンパワメントは、「力を付与する」、「力を引き出す」を意味するが、社会的抑圧や社会的排除にある当事者のもつ力（＝**ストレングス**）に着目し、その力を評価することで当事者の**コンテキスト**や存在価値を見出し、その力を引き出すための実践に寄与するものである。そして、このパワーは、ミクロレベルの生活課題の解決の力のみならず、マクロレベルの社会変革や国際協働といった課題解決の力となり得る。このように、アドボカシーやエンパワメントを活用することで、ソーシャルアクション実践が実現しているのである。

D. ソーシャルアクションにおける支援方法

ソーシャルワークにおけるソーシャルアクションの支援プロセスは、社会的な不正義に直面している個人や集団に対する①問題の発見、②情報収集（法的リサーチ）、③アセスメント、④プランニング、⑤インターベンション、⑥モニタリング、⑦エンディングの過程である。支援過程の詳細とその際に必要となる機能やスキルは**表4-12-1**の通りである。

①問題の発見では、社会的不正義に直面している個人に対する視点と、対象となる集団に対する視点が重要となる。また、問題を発見する際の判断基準となるものが、ソーシャルワークの価値と倫理を具体的に示した**ソーシャルワーカーの倫理綱領**やソーシャルワークの原理・原則である。これにより、目の前で起こる出来事や事象に倫理的課題があることがわかり、問題として認識され、「問題の発見」となる。②情報収集の段階では、法的リサーチを通して法制度等の課題を明らかにする。同時に、③**アセスメ**

アドボカシー
advocacy

ケースアドボカシー
case advocacy

クラス（コーズ）アドボカシー
class advocacy/cause advocacy

ストレングス
strengths

コンテキスト
context
文脈や背景、状況のこと。

ソーシャルワーカーの倫理綱領
2020年に改定された「前文」「原理」「倫理基準」からなるソーシャルワークにおける規範である。「前文」では、「ソーシャルワーク専門職のグローバル定義」を採用し、「原理」では、Ⅰ人間の尊厳、Ⅱ人権、Ⅲ社会正義、Ⅳ集団的責任、Ⅴ多様性の尊重、Ⅵ全人的存在を挙げている。「倫理基準」については、Ⅰクライエントに対する倫理責任、Ⅱ組織・職場に対する倫理責任、Ⅲ社会に対す倫理責任、Ⅳ専門職としての倫理責任を示している。

アセスメント
assessment

表4-12-1　ソーシャルアクションの支援プロセスと必要となる機能やスキル

手順	支援プロセス	必要となる機能やスキル
①	問題の発見	ソーシャルワークの価値や倫理、原理原則
②	情報収集	法的リサーチ
③	アセスメント	問題の様態に関する評価、可視化、ストレングス
④	プランニング	手立てや方法の検討
⑤	インターベンション	調整・交渉／主張・要求／対決・訴訟協働など
⑥	モニタリング	カンファレンス、エバリュエーション
⑦	エンディング	事後評価、土壌づくり

出典）筆者作成.

ントにおいて、個人や対象となる集団のニーズの明確化や、対象となる集団内におけるニーズの共有、問題の様態と可視化を行う。また、エンパワメントに着目した実践を行うためのストレングスの評価が重要となる。このとき、評価されたストレングスは、④プランニングや⑤インターベンションの際に活用され、エンパワメントへと発展する。これらの事前評価（①②③）を通して、④支援方針や手立て、介入方法といった**プランニング**を行う。⑤**インターベンション**では、調整や交渉、主張や要求、対決や訴訟、協働の機能を発揮する。この際、状況に応じて、関係者のカンファレンスなどを介して、適宜⑥**モニタリング**を行う。⑦**エンディング**では社会福祉関連法制度の創設や改廃、社会的排除や社会的抑圧構造等の改革など目標が達成された段階で、当事者や当事者集団とともに、活動の評価や課題の整理といった**エバリュエーション**（事後評価）を行い、終結となる。

このような支援プロセスを通して、①事後的な機能にとどまらず、予防的な機能を果たし、②権利の実現や社会正義の実現といった土壌や風土が醸成され、新たなアクションへとつなげられる。

プランニング
planning

インターベンション
intervention

モニタリング
monitoring

エンディング
ending

エバリュエーション
evaluation

［1］事例

小児医療センターの**医療ソーシャルワーカー**Ｓさんは、**医療的ケア児**の重度心身障害児医療制度にみるソーシャルアクションに関する以下の事例を担当した。

Ａくんは重度心身障害をもつ医療的ケア児である。Ａくんの母親から「重度心身障害児の医療費助成制度は、医療機関の窓口で、いったん医療費を立て替え、市役所に申請したのち、医療費が助成される仕組みであり」、「とても負担の大きな制度である」との訴えを受けた。

医療ソーシャルワーカー
MSW: medical social
worker

医療的ケア児
日常生活及び社会生活を営むために恒常的に人工呼吸器による呼吸管理や喀痰吸引その他の医療行為を受けることが不可欠である児童のこと（「医療的ケア児及びその家族に対する支援に関する法律」2条）。

また、Bちゃん（医療的ケア児）の保護者等からも同様の訴えや、「健常児は窓口が無料化である一方、障害児は立替払いであるため不公平である」、「重度心身障害児医療費助成制度から健常児の医療制度に変更申請を行っていたが、却下された」などの訴えもあがった。

さらに、近隣の子ども医療センターのT医療ソーシャルワーカーとの連携の際にも同様の問題が共有された。

このことから、S医療ソーシャルワーカーは、重度心身障害児医療費助成制度に関する格差や差別、不公平感を是正しなければと考えた。

[2] ソーシャルアクションの視点で事例を読み解く

(1) 問題の発見

医療的ケア児（保護者）を支援する中で、制度とその運用が実態に合っていないことを発見する。また、他の医療的ケア児をもつ複数の保護者の存在や、他医療機関の医療ソーシャルワーカーのやりとりを通して、不利益を被る人びとの存在を発見する。このとき、ソーシャルワーカーの倫理綱領やソーシャルワークの原理・原則より「人権」や「社会正義」、「機会の不平等」などの倫理的課題があることを発見する。

(2) 情報収集

法的リサーチにより、重度心身障害児への医療費助成制度が、**償還払方式**であること、一般の児童（健常児）の医療費助成制度は、窓口無料化であることを再度確認した。また、本制度の趣旨としては、重度心身障害児の健康の維持と経済的な負担を軽減するためのものであることを確認した。これにより、医療的ケア児と健常児との医療（健康維持）の機会の不平等や、窓口無料化について健常児との格差や差別が生じていることなどの課題が整理された。さらに、重度心身障害児医療費助成制度から健常児の医療制度への変更申請が却下されたことについては、行政処分に対する**不服申立て（審査請求）**が行えることを再度確認した。

(3) アセスメント

面接により、医療的ケア児をもつ保護者より償還払方式が経済的に大きな負担になっていることや、健常児との機会の不平等感が訴えられた。また、医療的ケア児の家族会へのオブザーバーの参加や、地域の医療ソーシャルワーカーが集まる地域連携会議を通して、医療的ケア児の重度心身障害児医療費助成制度の運用が実態に合っていないことが明らかとなり、共有された。同時に、**プランニングやインターベンション**に向けて医療的ケア児やその保護者、対象となる集団、地域資源に関するストレングスにも着目した。たとえば、アイデンティティ、防衛機制、価値観などの「①個

償還払方式
医療機関の窓口でいったん医療費を支払った後、医療費の助成を市町村の窓口に申請する制度のこと。

不服申立て（審査請求）
行政庁の処分または行政庁の不作為（申請に対して相当期間が経過しても何らの処分をもしないこと）に関して不服がある場合に不服を申し立てる、行政不服審査法に基づく手続きのこと。

人の特性」、技術（方法・手段）、技能（行為・能力）、才能といった「②知と技」、これまでのやり方やあり方などの「③経験と獲得」、社会資源、人間・人間関係や機会などの「④環境」、熱望や願望、欲望と夢といった「⑤希望」に関するストレングスを評価した[(2)]。さらに、重度心身障害をもつ医療的ケア児の置かれる環境に関するエコマップを作成し、可視化した。それによると、関係者としては、医療的ケア児の家族会や支援団体、医師を始めとする医療関係者、弁護士、議員などが挙げられたが、これらの関係者間が有機的に連携、連帯できていない課題が明らかとなった。

以上のことから、医療的ケア児やその保護者、対象となる集団の格差や差別、不公平を是正することをニーズとし、重度心身障害児医療費助成制度の窓口無料化を目指すことをインターベンションの方向づけとした。

（4）プランニング

重度心身障害をもつ医療的ケア児に対する医療費助成の窓口無料化を実現といった制度の改正を目指し、①陳情や請願等の手段を用いた権力や権限をもつ者への立法的・行政的措置等への働きかけ、②メディアやSNSを用いた世論喚起、③重度心身障害児医療費助成制度から健常児の医療制度変更申請却下に対する不服申立て（審査請求）を計画した。

（5）インターベンション

まず、①～③の計画を実施するにあたり、コーディネーションの技術を駆使することで、医療的ケア児の家族会や支援団体、医師を始めとする医療関係者、弁護士、議員などと連携・連帯することとした。また、地域住民や関係団体・施設、関係機関等に働きかけることにした。さらに、不足する必要な社会資源を創出・開発することも検討し、今後の課題とした。

①さまざまな関係者との連携や協働体制により、さまざまなチャンネルを活用し、陳情や請願等の手段で権力や権限をもつ者に対して、立法的・行政的措置等の調整や主張・要求、交渉していった。

②従来の手法である当事者団体発行の広報誌、決起集会やデモ活動などで問題を社会の理解や世論を喚起する方法もあるが、新たな手法を試みた。たとえば、インターネットやSNSを有効に活用した新たな世論喚起や世論形成である。そこで、さまざまな関係者と連携し、SNSやウェブサイト、動画配信サービスの立上げや、動画配信サービスのニュース／情報系の番組への出演を通して重度心身障害児医療費制度の問題を社会化した。同時に、SNSの拡散や承認、署名等により世論喚起をした。

③不服申立て（審査請求）では、調整や主張・要求の機能を発揮するとともに、ワーカビリティやストレングスに着目するとともに、エンパワメントへとつながる活動を展開した。

エコマップ
ecomap
フォーマルなサービスやインフォーマルなサポートなど、利用者を取り巻く環境に関する関係図のこと。その関係性を図式化し、可視化すること。

コーディネーション
coordination
→ p.113
本章8節 A. 参照。

ワーカビリティ
workability
クライエントがサービスやサポートを自分にとって有効なものとし得る力のことであり、可能性のこと。パールマン（Perlman, H.）によって提唱される。

(6) モニタリング

また、これら①〜③の介入を常にモニター（監視や観察）し、支援の限界や行き詰まり、ニーズの変化があった場合など、支援全体の評価を行っていった。必要に応じて、再アセスメントや支援の見直し、新たな方策や方法を検討した。

(7) エンディング

これらの活動の結果、重度心身障害児医療費助成制度の対象である高校3年生（満18歳に到達する年度末日）までの対象児童が県内の医療機関で受診した場合の医療保険の自己負担分を窓口で支払うことなく受診できる「窓口無料化」が実現した。これにより、医療的ケア児やその保護者、対象となる集団の格差や差別、不公平が是正されたと判断し、終結とした。

ただし、医療的ケア児をめぐる不平等や社会的不利は依然、存在しており（たとえば、教育の機会の平等など）、事後的な機能にとどまらず、予防的な機能を果たすことや、権利の実現や社会正義の実現といった土壌をつくる継続的な取組みなど、新たなアクションへとつなげていくことを確認した。

E. ソーシャルアクションの課題と展望

ソーシャルアクションは、差別や格差の事実が起こった事後的な対応のみに着目されがちであるが、差別や格差の事実が起こる前の予防的な視点も重要となる。そのためには、**地域共生社会**や**地域包括ケアシステム**における地域住民の「我が事」としての意識化と、互助や共助と言われる地域や社会の連携や連帯が重要となる。その際、地域住民をサポートの「受け手」と「担い手」と役割を二分するのではなく、誰もが「受け手」にもなり、「担い手」にもなるといった互恵的な視点が重要となる。このような地域住民の互恵関係を形成し、維持、発展させていくことでコミュニティケアの土壌や風土がつくられる。このように土壌や風土が醸成されることで、地域にあるさまざまな生活課題を地域住民自らが率先的に解決することが可能となる。つまり、地域や地域住民の意識変革に基づく土壌や風土づくりのプロセスがソーシャルアクションである。

また、ソーシャルアクション実践では、ソーシャルワーカー個々人が、日頃から感じている疑問や悩みを共有し、それをメゾレベルやマクロレベルへの実践として意識化していくことが重要である。「一人では何もできない」、「マクロレベルの実践は荷が重すぎる」とあきらめてしまうのではなく、ソーシャルワーカーの仲間と課題を共有し、連帯することで、その

地域共生社会
地域住民や地域の多様な主体が参画し、人びとや資源が世代や分野を超えてつながることで、住民一人ひとりの暮らしと生きがい、地域を共に創っていく社会のこと。

地域包括ケアシステム
住み慣れた地域（日常生活圏域）で、自分らしい暮らしを人生の最後まで続けることができるように、地域の特性や個々人のニーズに応じて、医療・介護・予防・住まい・生活支援が一体的に提供される地域体制のこと。

145

小さな一歩は、大きなムーブメントとなり、地域や社会、世界を変える大波となり、やがては潮流となる。つまり、この意識化の第一歩やそれにつながる活動がソーシャルアクションである。

このように利用者やその家族が置かれる集団や地域、社会や世界といった環境が大きく変化する現代において、ソーシャルワークの役割や機能の一つとしてソーシャルアクションがあり、これからのソーシャルワークにおける新たなソーシャルアクション実践の再考が求められている。

注）
(1) 髙良麻子『日本におけるソーシャルアクションの実践モデル—「制度からの排除」への対処』中央法規出版，2017，pp.80-89.
(2) 露木信介「働く世代のがん患者の多側面理解に関する質的研究—がん寛解期における治療と仕事の取組みに着目して」『医療と福祉』No.104 Vol.52（1），2018，pp.30-39.

13. 社会福祉調査

A. 個別的援助としてのレクリエーション介護

　今日の介護保険制度下における利用者援助の内容は、基礎生活を安定させる食事・排泄・入浴などを中心に、要介護度の重度化の進行を可能な限り防ぎ、維持改善していくことがより大切となってきている。そのための手法として、利用者の生理・心理面の調子を整え、生活の充実を目指す個別的援助としてのレクリエーション介護の取組みが注目される。

　"レクリエーション"という言葉のルーツは1390年頃にまで遡るが、英国の『*Oxford English Dictionary*』に、「食事を共にすることによってリフレッシュすること、軽い食事、（精神的影響および飲食による）元気回復、滋養」と記載されている。一方、食事というのは"食べること"であり、人の生命の維持、そして健康に生きていくためには絶対に欠かせない。だが、障害や病気のために十分な食事をとれない利用者は少なくない。

　ここでは、食事意欲（食欲）に着目し、ある1人の利用者への**個別的レクリエーション介護**の方法を考え、実践した事例を紹介する[1]。この調査事例は特徴的であり、私たちに一定の示唆を与えてくれる。

レクリエーション
recreation
専門的な"遊び"や"ゲーム"のことで、それは楽しい気持ちを起こさせ、QOL（quality of life：生活全体の満足感・幸福感）を高める。

B. 個別的レクリエーション介護の展開

[1] 事例

　Aさん、女性、90歳。要介護5。201X年8月の夏祭りでタンバリンを一生懸命演奏していたところ状態が悪化。不眠、**せん妄**、夜間裸になるなどの症状が現れる。次第に食欲が低下し、栄養不足となり体重も少しずつ減少する。同年10月、多発性脳梗塞を発症し、その後遺症で認知症が認められる。膝関節に**拘縮**、筋力低下のため、起き上がり、両足がついた状態での座位保持ができない。食事については、見守りがあれば自力で摂取できる。入浴は特殊浴槽を利用し、洗身・洗髪は全介助。排泄はオムツを常時使用。尿意・便意が時々あり、その際ポータブルトイレにて排泄介助。認知症のため、毎日の日課を理解できず、生年月日も答えられない。趣味はなく、日中は**リクライニング車椅子**に座り、昼寝をして過ごすため、夜起きていることがある。

せん妄
意識がぼんやりした状態で話したり行動したりすること。周囲からは奇妙な言動に見える。

拘縮
長期間にわたって関節を動かさない、または動かせない場合、逆に無理に動かしすぎた場合に起こる皮膚や筋肉・靭帯などの変化のことで、関節が動きにくくなったり、固まってしまう状態のこと。

リクライニング車椅子
背もたれ部分が後ろ方向に倒れる車椅子のこと。

147

図4-13-1　しっかり食べて花咲かばあさん

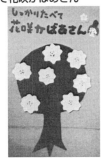

シングル・システム・デザイン

single system design

単一事例実験計画法などさまざまな呼び名があるシングル・システム・デザインにはいろいろな種類があるが、ABデザインが一般的である。ABデザインのAは介入前の状態（ベースラインともいう）、Bは介入後の状態を意味し、両者を比べて効果測定が行われる。A、Bに特別な意味はなく、状態の順にA、Bと名づけられている。本事例のように直ちに介入が必要な場合には倫理的に問題が生じるため、ベースラインをとらずに効果を記録していかなければならない。

［2］介入結果

　Aさんの食欲を促すためには、レクリエーションの視点から行う援助が不可欠と考えられた。そこで、Aさんの個別性を考慮し、「しっかり食べて花咲かばあさん」と題して、Aさんが摂取した量に合わせて、絵の中の木に花を付けていく貼り絵を用いた（図4-13-1）。これはAさんの食事摂取量を一定期間を設けて調査することにより、見える化を図ることが意図された。摂取量については朝・昼・夕のいずれも目測（目分量）で測定し、後にこの調査して得た記録に基づいて**シングル・システム・デザインのBデザイン**による介入評価を行った。

　介護サービス計画の作成では、生活全般の解決すべきニーズの一つに、「高齢で認知症があり、運動不足で食が細く、栄養不足のために体重が減少している」ことを取り上げた。これに対する短期目標には「食事を少しでも多く摂取してもらう」ことを挙げた。

　Aさんへの援助内容は主に次の3点である。

①声かけしても食事が進まない場合は、管理栄養士とも相談してたまごボーロを20個位食べてもらう。たまごボーロを食べているときに、できるだけおかずも食べてもらうようにする。

②一口でも多く食べてもらえたら「しっかり食べて花咲かばあさん」の桜の木に花を貼っていく。このとき、できるだけAさんに自分で貼ってもらえるように励ます。

③施設内での散歩や編み物を手伝うことによって離床時間を伸ばし、日中は体を動かしてもらい食欲を高める。

　①の結果、Aさんは普段よりも多めの食事ができるようになった。好物のたまごボーロも段々と必要としなくなった。

　②の結果、食事量が増えて絵の中の木に花が咲いていった。花をつける時のAさんには笑顔が浮かび、普段の表情もやや和やかになった。他方、「今日はこれぐらい食べたんだ」というのが周りの人にも見て知ってもらえた。Aさんの居室に入ってこられる人の中には「Aさん、今日は満開でぇ。頑張ったんやなぁ」など、声をかけてくれる利用者もいた。

　③の結果、コミュニケーションが深まり、夜はよく眠れるようになった。

　以上の取組みによって、Aさんの食事摂取量は段々と増えた（**図4-13-2**)。体重減少にも歯止めがかかり、少しずつ増えていった。

［3］若干の考察

　「しっかり食べて花咲かばあさん」の個別的レクリエーション介護の方法によって、Aさんは「今日は頑張ってこれだけ食べたんだ」という意

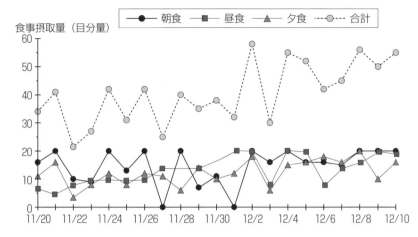

図4-13-2　Aさんの食事摂取量（朝・昼・夕・計）

食事摂取量（目分量）

凡例：　●─ 朝食　■─ 昼食　▲─ 夕食　○┄ 合計

識をもつことができた。Aさんの居室に来る利用者もAさんのことを気にかけるようになり、これらは摂取量増加への**相乗効果**をもたらした。

　本調査事例から、個別的レクリエーション介護を通して、食欲のない利用者に情緒的刺激や励ましを与えられるような工夫ができることが理解できる。また利用者とのよりよい関係を築くことが可能であることも認識できる。個別的レクリエーション介護の展開において、一人ひとりのニーズに沿った援助の工夫が適切に施されるなら、生活そのものによい影響を及ぼすことが可能である。したがって、利用者の生活意欲を刺激し、活性化するような個別的援助としてのレクリエーション介護による臨床は重要である。

　このような特徴的な調査事例を記述して蓄積していくことは、今後、かかわる人びとが全体で議論していく際の参考に資するものと考えられる。

相乗効果
複数の原因が重なって、個々に得られる結果以上になること。

注）
(1)　藤山裕子・谷川和昭「要介護高齢者の食事意欲を高める個別的レクリエーション介護の方法」『四国老人福祉学会誌』20，2001，pp.153-157.

第5章 ソーシャルワークと地域福祉

現在、日本における社会福祉政策は地域福祉が重視されており、ソーシャルワークにおいても地域社会を基盤に展開されるという、いわゆるコミュニティ・ソーシャルワークが求められるようになった。そこで本章では、コミュニティ・ソーシャルワークの概要について学ぶ。

1

事例の概要を読みながら、コミュニティ・ソーシャルワークではどのような支援展開が図られるのかを想像してみよう。

2

コミュニティ・ソーシャルワークとは何か。諸外国を含む経緯を概説しつつ、日本での福祉政策におけるコミュニティ・ソーシャルワークについて学ぶ。あわせて、コミュニティ・ソーシャルワークの展開を前記事例を通じて理解を深める。

3

行政計画の一つである地域福祉計画について、計画の経緯やその意義を理解する。そして、地域福祉計画策定のプロセスとコミュニティ・ソーシャルワークとの関連について理解する。

4

地域福祉における住民参加の意義について、その背景や目的、参加の形態を理解する。また、地域福祉の推進に必要な住民参加がいかなるものかを学ぶ。そして、住民参加の主な手法について確認する。

1. コミュニティ・ソーシャルワークの事例

A. 事例の概要

　世帯構成は本人（A: 68歳）と夫（B: 72歳）の2人暮らしで、子どもはいない。Bが50歳代前半に**若年性アルツハイマー型認知症**になる。その後、通院しながら仕事を継続していったが、Bが55歳のときに仕事の継続が困難となり退職する。退職後、Bは家の中に引きこもってしまう。

　AはBの在宅介護をしていたのだが、認知症に対する近隣の目を気にしており、夫が認知症であることを隠して生活してきた。しかし、在宅介護によるストレスも重なり、Bが70歳のときに介護保険サービスを利用することになり、現在は週に3回、通所介護（デイサービス）を利用している。

　最近、Bの症状が進行し、家の中や外を徘徊するようになってきた。在宅介護でのストレスと近隣との関係が希薄になっていることを心配して、Bを担当している介護支援専門員は、地域社会の中で支え合う仕組みができないかを考え、社会福祉協議会に所属しているコミュニティ・ソーシャルワーカーに相談することにした。

B. 事例へのコミュニティ・ソーシャルワークの展開

　では上記事例の場合、どのようにコミュニティ・ソーシャルワークを展開していけばよいのだろうか。コミュニティ・ソーシャルワークの展開過程において、①地域住民に対する**アウトリーチ**とニーズ把握、②地域アセスメント、③地域の組織化、福祉の組織化、④社会資源の活用・調整・開発、⑤サービス評価、を行うことが重要である。

　なお、詳細については、次節で解説していく。

2. コミュニティ・ソーシャルワーク

A. ソーシャルワークの統合化

　ソーシャルワークは、19世紀後半に生活課題の解決を目的とした活動としてイギリスを源流とし、その後、アメリカにおいて近接学問領域の諸理論を活用する中で専門分化していった。

　ソーシャルワークの統合化について大きく２つの流れがある。アメリカでのジェネラリスト・ソーシャルワークの流れと、イギリスでのコミュニティ・ソーシャルワークの流れである。

　1960～70年代のアメリカでは、ケースワーク、グループワーク、コミュニティ・オーガニゼーションの３つの方法がそれぞれの流れをくんで発展してきたが、過度に専門分化した結果、各自の働く機関に特有の専門知識や技能だけに特化した専門家が増えていった。当時のアメリカではベトナム戦争や貧困の再発見などの混迷した社会情勢を受け、個人の生活上の問題も複雑化していった。しかし、ソーシャルワーカーはそのような社会情勢に必ずしも応えていったとは言えず、ソーシャルワークの存在意義が問われるようになった。その後、**システム理論やエコロジカル・システムモデル**をソーシャルワーク実践に援用する中で、1990年代にはジェネラリスト・ソーシャルワークへの展開が本格的に見られるようになった。

　他方、イギリスにおいては、1968年の**シーボーム報告**を受け、1970年に**地方自治体社会サービス法**が制定され、地域社会を基盤とした包括的福祉実践が展開された。その後、1982年の**バークレイ報告**により、コミュニティ・ソーシャルワーク概念が提示され、1988年の**グリフィス報告**を受け、1990年の**国民保健サービス及びコミュニティ・ケア法**が制定された。

　このように、イギリスにおいてはコミュニティ・ケアを推進していくためのケアマネジメントの重視および、地域社会を基盤とした包括的ソーシャルワーク実践であるコミュニティ・ソーシャルワーク導入によりソーシャルワークの統合化が推進されていった。

B. 日本におけるソーシャルワーク統合化の影響および動向

　日本においては両国の影響を受けながら、地域社会を基盤とする包括

ソーシャルワークの統合化
従来のケースワーク、グループワーク、コミュニティ・オーガニゼーションとして専門分化していった各ソーシャルワーク方法論を統合化すること。

ジェネラリスト・ソーシャルワーク
クライアントを単なる「個人」として捉えるのみではなく、地域社会を構成する要素の一つとして再評価したうえで、地域社会に対しても働きかけていくソーシャルワークを指す。

地方自治体社会サービス法
Local Authority Social Service Act 1970

国民保健サービス及びコミュニティ・ケア法
National Health Service and Community Care Act 1990

的・総合的な社会福祉実践の方向性が示されることになった。1990（平成2）年の社会福祉八法改正を契機として、社会福祉基礎構造改革により2000（平成12）年に**社会福祉法**が制定された。同法では、地域における社会福祉を実践基盤とすること（1条）ならびに地域福祉の推進（4条）が明文化された。それは、日本の社会福祉の実践は地域社会を基盤に展開され、住民および社会福祉サービス利用者が主体に参加する地域福祉の構築へと方向づけられたと言える。その後の日本では介護保険分野では地域包括ケア概念が導入されていった。

厚生労働省・社会援護局長のもとに設置された私的研究会である「これからの地域福祉のあり方に関する研究会」は、2008（平成20）年に「地域における『新たな支え合い』を求めて—住民と行政の協働による新しい福祉」を報告書としてまとめた。本報告書では、地域には「制度の谷間」にある問題や、多様なニーズについて、すべてを公的福祉サービスでは対応できない複合的な問題に対し、公的サービスが総合的に提供されていない、社会的排除などの問題があると指摘し、地域社会における身近な生活課題に対応する新しい地域福祉のあり方を検討することが重要な課題であると提案している。そのうえで、自助、公助のみならず、新たな支え合いにおいては、特に「共助」を重要視している。同報告書で提示されたモデルは、その後の地域包括ケア概念の中で提示された**生活支援サービス**および**生活支援コーディネーター**の配置に影響を与えることになった。

次に、地域共生社会の実現に向けた動向についてである。2015（平成27）年に厚生労働省により「誰もが支え合う地域の構築に向けた福祉サービスの実現—新たな時代に対応した福祉の提供ビジョン」が公表され、「地域包括支援体制」が示された。そして、2016（平成28）年に「**ニッポン一億総活躍プラン**」が閣議決定され、「**地域共生社会**」の実現が提示され、それを受けて同年7月に厚労省は「『我が事・丸ごと』地域共生社会実現本部」を設置した。同年10月「地域における住民主体の課題解決力強化・相談支援体制の在り方に関する検討会」（地域力強化検討会）が組織され、地域共生社会の実現に向けて具体的な検討を行った。以上の経緯を踏まえて、2017（平成29）年に厚労省は「『地域共生社会』の実現に向けて（当面の改革行程）」をとりまとめ、「地域共生社会」の実現に向けた改革の骨格として、①地域課題の解決力の強化、②地域丸ごとのつながりの強化、③地域を基盤とする包括的支援の強化、④専門人材の機能強化・最大活用の4つの柱を掲げた。それにあわせて、**地域包括ケアシステムの強化のための介護保険法等の一部を改正する法律**により、**社会福祉法（昭和26年法律第45号）**の改正が行われ、2018（平成30）年4月から

生活支援サービス
生活支援サービスとは、①市民の主体性に基づき運営されるもので、②地域の要援助者の個別の生活ニーズに応える仕組みをもち、③公的サービスに比べ柔軟な基準・方法で運用される。

生活支援コーディネーター
2015（平成27）年介護保険法改正により「地域支援事業」の充実を目的とし、「生活支援コーディネーター（地域支え合い推進員）」の配置が2018年4月までに各市町村に義務づけられている。

地域共生社会
制度・分野ごとの「縦割り」や「支え手」、「受け手」という関係を超えて、地域住民や地域の多様な主体が参画し、人と人、人と資源が世代や分野を超えてつながることで、住民一人ひとりの暮らしと生きがい、地域を共に創っていく社会を目指していくこと。

社会福祉法の改正
「地域共生社会」の実現に向けた地域づくり・包括的な支援体制の整備として、①地域福祉推進の理念の規定、②市町村による包括的な支援体制づくりに努める旨の規定、③地域福祉計画の充実、を挙げている。

施行した。

その後、2019（令和元）年5月から12月にかけて「地域共生社会に向けた包括的支援と多様な参加・協働の推進に関する検討会」（地域共生社会推進検討会）が開催され、同年12月26日に最終とりまとめがなされた。最終とりまとめでは、地域住民の複合化・複雑化した支援ニーズに対応する市町村における包括的な支援体制の構築を推進するために、①**断らない相談支援**、②**参加支援**、③**地域づくりに向けた支援**の3点を内容とする新たな事業の創設が提案された。

それを受け、新事業として「重層的支援体制整備事業」の創設を柱とする**地域共生社会の実現のための社会福祉法等の一部を改正する法律**が2020（令和2）年6月に国会で可決され、社会福祉法の一部改正が行われた。主な改正のポイントとしては、①地域福祉の推進は地域共生社会の実現を目指して行われなければならないこと（4条1項）、②国および地方公共団体は地域生活課題の解決に資する支援が包括的に提供される体制の整備に必要な措置を講ずるとともに、当該措置の推進に当たっては保健医療、労働、教育、住まいおよび地域再生に関する施策等との連携に配慮するよう努めること（6条2項）、そして③市町村は重層的支援体制整備事業を行うことができること（106条の4）、などである。

以上のように、地域共生社会の実現に向けて、地域住民や専門職、社会福祉法人や事業所等の連携による実践に加え、行政責任のもと地域福祉の推進に資する政策を総合的に展開していくことが求められる。

C. コミュニティ・ソーシャルワークとは

[1] コミュニティ・ソーシャルワークの概要

前述のように、ソーシャルワークの専門分化による分断化においては、多様かつ複合的な福祉課題の解決は困難を極める。したがって、「人と環境の相互作用」に着目し、それにかかわる**ミクロレベル**、**メゾレベル**、**マクロレベル**の各領域を構造的に理解しながら援助を展開していく。加えて、人間を一個人としてばかりではなく、地域社会を構成する要素あるいはシステムとして捉え、地域社会との相互作用にも意識を傾けて支援を行うことが求められる。このような観点によるソーシャルワーク実践を**コミュニティ・ソーシャルワーク**と言う。

大橋謙策は、地域福祉が現在求められている新しい社会福祉サービスシステムに対応するためには、自立支援が困難な個人や家族に対してコミュニティ・ソーシャルワーク機能をもって必要な自立支援を行うことが重要

断らない相談支援
公私による相談体制を構築することで、相談者が気兼ねなく相談できるよう支援体制を構築することである。

参加支援
当事者がさまざまな活動に参加できるよう支援するという意味である。

地域づくりに向けた支援
当事者等の社会参加が可能となるような地域社会をつくっていくこと。そのためには地域住民の意識変革や社会変革が望まれる。

ミクロレベル
クライエントまたは家族を対象とした領域を指す。

メゾレベル
親戚や近隣住民、地域や市町村を対象とした領域を指す。

マクロレベル
国や都道府県、政策を含む領域を指す。

になると提起した[1]。

大橋は、コミュニティ・ソーシャルワークについて「地域自立支援上サービスを必要としている人に対し、ケアマネジメントによる具体的援助を提供しつつ、その人に必要なソーシャル・サポート・ネットワークづくりを行い、かつその人が抱える生活問題が地域で今後同じように起きないよう福祉コミュニティづくりを統合的に展開する、地域を基盤としたソーシャルワーク実践である。それは地域自立生活支援のための個別援助を核として、歴史的に構築されてきたコミュニティワークの理論、考え方を包含したものである」[1]と定義している。

ただし、1人のソーシャルワーカーのみでミクロからマクロまでの視点をもち、多様な主体へ働きかけるには限界がある。したがって、地域社会を基盤としながら、関係者および機関等を組織化し、コミュニティ・ソーシャルワークによる支援が発揮できるシステムづくりが重要になる。

ソーシャル・サポート・ネットワーク
social support network
社会生活を送るうえでのさまざまな問題に対して、ボランティア活動者等の非専門職や専門職の連携による支援体制のことを指す。

[2] コミュニティ・ソーシャルワークの展開プロセス

コミュニティ・ソーシャルワーカーの活動プロセスにおいて、①ニーズ

図5-2-1 個別支援と地域支援の循環

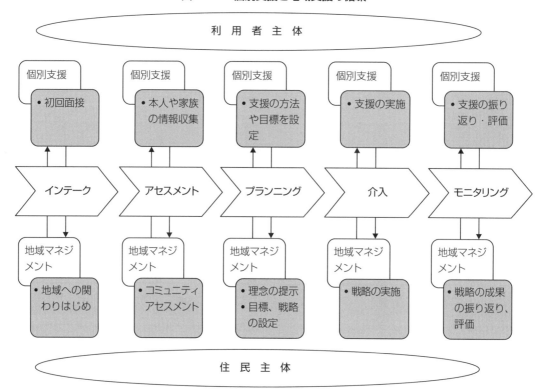

出典）川島ゆり子「社会福祉運営管理を担う福祉専門職の展望」小松理佐子編『よくわかる社会福祉運営管理』ミネルヴァ書房，2010，p.186.

表 5-2-1　主体性と自主性の違い

主体性	何をやるかは決まっていない状況でも自分で考えて、判断し行動すること 例）支え合いをなぜ行うことが必要なのか考え、場合によっては新たな活動を加えながら支え合い活動を行う
自主性	単純に「やるべきこと」は明確になっていて、その行動を人に言われる前に率先して自らやること 例）支え合いをすることが目的化する

出典）筆者作成.

把握、②アセスメント、③プランニング、④介入、⑤モニタリングに至る各プロセスにおいて、個別支援と地域支援は相互にかかわり合いながら展開していくという視点が重要となる（**図5-2-1**）。

　あわせて、多様な主体がチームを組み協働していくことが特徴となる。その際の留意点として、利用者および住民の主体形成を視野に実践を行うことである（**表5-2-1**）。この "住民の主体" については、1962（昭和37）年の全国社会福祉協議会による「**社会福祉協議会基本要項**」において「住民主体の原則」として示されたもので、この考えは、コミュニティ・ソーシャルワークによる展開においても大切な視点である。

[3] コミュニティ・ソーシャルワークの展開

　コミュニティ・ソーシャルワークの展開について、特に地域マネジメントを中心に見ていくこととする。

(1) インテーク

　地域マネジメントにおけるインテークとは、いわば当該地域社会の基本情報を収集することから始まる。そのためには、まずワーカー自身が地域社会に出向いて地域住民から情報収集するという**地域住民に対するアウトリーチ**が重要となる。あわせて、当地でフィールドワークすることによりその物理的条件、地理的条件もより具体的に知ることができる。

(2) アセスメント

　コミュニティ・ソーシャルワークの展開では、**地域アセスメント**で得られる情報がとても重要となる。その際には、地域社会の地理的特徴、地域内に存在する公私の社会資源、生活支援情報の把握および当該地域社会の強みも含めたアセスメントを行うことが望ましい。

地域アセスメント
地域の物理的・地理的、あるいは人同士の関係的状況をアセスメントすることである。

(3) プランニング

　インテークおよびアセスメントの後、実際にどのように実践を展開していくのかという**プランニング（計画化）**となる。プランニングには、①地域福祉計画やまちづくり計画等のように数年単位での計画、②特定の事業

や活動、プロジェクト等の短期間で実施する計画（企画）の2つがある。

　プランニングの際に、「**地域の組織化**」と「**福祉の組織化**」を意識しながら計画化していくことが地域マネジメントにおいて重要となる。

(4) 介入

　前述のプランニングに続き、具体的な活動や実践を展開していくことを介入と呼ぶ。介入の際には公私の社会資源を活用しつつ、当該ニードに応じた調整が必要となる。あわせて、もし必要な社会資源が不足している場合は、新たに開発するという**社会資源の活用・調整・開発**という視点が重要となる。

(5) モニタリング（サービスの評価含む）

　介入によって得られた結果について定期的にモニタリングを行い、必要であれば再びアセスメント、プランニング、介入を行う。それらの結果、事後にサービス評価を行う。

　サービス評価を行う際の視点として、サービス供給の回数等の実績だけではなく、当該介入が当該地域社会に望ましい変化が生じたのか、地域住民や関係者が主体的に活動に参加することができたかという「地域の組織化」と、公私関係者による地域社会を基盤とした福祉供給システムの構築という「福祉の組織化」も視野に評価していくことが重要となる。

[4] 事例を通じたコミュニティ・ソーシャルワークの展開

　前述の事例を通じてどのようにコミュニティ・ソーシャルワークが展開されたのかを整理した（**表5-2-2**）。

　表のように、コミュニティ・ソーシャルワークの各プロセスにおいて、地域社会を基盤に多様な主体による協働を通じた展開が行われているところが特徴である。

地域の組織化
地域住民を種々の活動を通じて組織化することで福祉への行動・意識・態度の変容を促すことであり、コミュニティワークとも呼ばれる。

福祉の組織化
福祉サービスや供給体制を組織化していくことである。

表5-2-2　コミュニティ・ソーシャルワークの展開事例

（1）インテーク ①ワーカーによる、他の介護者への聞き取り調査（「地域住民に対するアウトリーチ」）。 **（2）アセスメント（「地域アセスメント」）。** ①地域住民による在宅介護者への聞き取り調査の実施。 ②住民と行政・専門職等によるワークショップを通じて地域社会の課題と長所を把握した。 **（3）プランニング** 　Ｃ地区において住民主体の認知症カフェを立ち上げる。 **（4）介入** ①自治会長、民生委員、ボランティア活動者等で構成されるＣ地区住民協議体において、地域社会で暮らす認知症高齢者に関する話し合いを継続的に実施した（「地域の組織化」）。 ②Ｃ地区の地域包括ケア会議のなかでＡさんが在宅介護の状況を話す機会を設定し、そのなかでＡさんは在宅介護者が話し合える組織の結成（介護者の会）や、介護者や認知症高齢者が集まれる場が地域社会の中にほしいと訴えた（「地域の組織化」「福祉の組織化」）。 ③Ｃ地区で認知症高齢者に関する学習会を実施した。あわせて在宅介護者の声を聴く機会を持つことにした。 ④Ｃ地区で実施した認知症サポーター養成講座修了者有志で地域社会の中で何ができるのかを話し合う場を作った（「社会資源の活用」）。 ⑤民生児童委員、包括支援センター、社協等の関係機関による支援会議の場を設け、情報共有の徹底を図った（「福祉の組織化」）。 ⑥住民主体の認知症カフェを立ち上げた。 **（5）モニタリング（サービスの評価含む）** ①Ｃ地区では、介護者と地区住民有志が主体となり認知症カフェを立ち上げることができた（「社会資源の開発」「地域の組織化」）。 ②認知症カフェのなかに専門職による相談コーナーを新たに設けて、Ｃ地区内にある介護保険事業所に所属している介護支援専門員等が協力するようになった（「福祉の組織化」）。

出典）筆者作成.

認知症カフェ
認知症および介護者や地域住民、専門職等が集うカフェ。自由に開設できる。

D. コミュニティ・ソーシャルワークの展望

　日本においては、地域社会を基盤にさまざまな主体が協働する中で、支え合いの仕組みの構築が目指されており、コミュニティ・ソーシャルワークによる援助は重要となる。しかし、コミュニティ・ソーシャルワークについては、実践事例を積み重ねる中で援助技法の確立が求められる。

3. 地域福祉計画

A. 地域福祉計画に関する経緯

　行政計画としての地域福祉計画は、2000（平成12）年の**社会福祉法**によって規定された。同法4条で「地域福祉の推進」が明文化され、それにより、住民を事業者およびボランティア活動者等の社会福祉に関する活動を行う者と連携・協力して地域福祉を推進する主体として位置づけた。

　そして同法107条および108条において、地域福祉の推進を具現化するための手段として、市町村および都道府県を単位とする行政計画として**地域福祉計画**を位置づけた。

　まず**市町村地域福祉計画**（同法107条）は、市町村が地域福祉推進の主体である地域住民等の参加を得て、地域生活課題を明らかにするとともに、その解決のために必要となる施策の内容や量、体制等について、多様な関係機関と協議のうえで目標を設定し、計画的に整備していくことが求められる。

　次に、**都道府県地域福祉支援計画**では、広域的な観点から市町村の地域福祉が推進されるよう、各市町村の規模、地域の特性、施策への取組み状況に応じて支援していくことが求められる。

　その後、2018（平成30）年の社会福祉法改正を受けて、地域福祉計画は他の福祉計画の上位計画として位置づけられるとともに、今まで任意であった地域福祉計画の策定が**努力義務**になった。

努力義務
法令上、「〜するよう努めなければならない」と記載されている義務のことである。罰則や強制力などを伴うものではなく、行政の努力を促すために定められたものである。

B. 地域福祉計画の意義

　地域福祉計画に関するこれまでの経緯を踏まえると、地域福祉計画の意義として、①**住民を含む多様な主体による参加**と、②**分野横断的計画**としての役割が挙げられる。

　まず、「住民を含む多様な主体の参加」とは、計画策定において地域福祉にかかわるさまざまな人たちの参加によって計画を策定することが重要である、ということである。参加の形態としては、①策定委員会メンバーとしての参加、②地域の状況把握のために実施される住民懇談会やワークショップへの参加、③当事者や関係者としてヒアリング等への協力、④ア

ンケート調査等への協力、などが考えられる。

　次に「分野横断的計画としての役割」では、地域福祉計画が上位計画に位置づけられたことを踏まえ、高齢者、障害者、生活困窮者自立支援等、従来対象別で行われてきた各種福祉計画を統合化していくことが重要となる。各種福祉計画と各種施策や事業を分野横断的に進めていくことで、地域福祉の推進が具現化していく。そこにこそ、地域福祉計画が分野横断的計画としての役割を担う意義がある。

C. 地域福祉計画策定のプロセスとソーシャルワークの視点

[1] 地域福祉計画策定のプロセス

　地域福祉計画のプロセスについては、準備、計画策定、実施、評価の4つの段階がある（**図5-3-1**）。

図5-3-1　地域福祉計画策定のプロセス

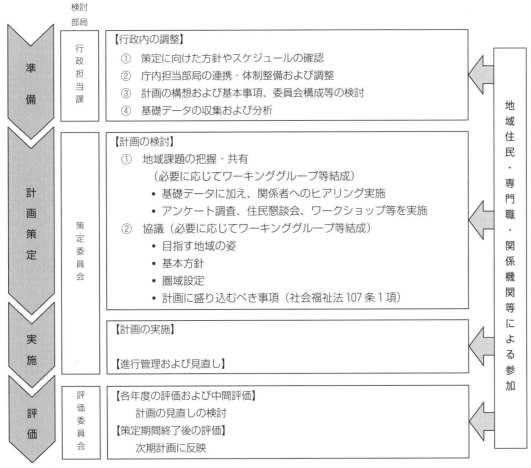

出典）筆者作成.

第1の準備では、主に行政の計画策定担当課が進めていくことになる。行政内の調整が必要な理由は、地域福祉行政に関連した施策や事業は多岐にわたるため、担当部局で連携することが大切だからである。

第2の計画策定では計画担当部局が事務局を担うことになる。そして住民や当事者、専門職や行政職員などで構成される策定委員会を組織する。この策定委員によって計画の検討が行われる。ここでは大きく①地域課題の把握と共有、②計画内容の協議が行われる。

地域課題を把握し共有した後、具体的な計画内容について協議する。ここでは、目指す地域の姿、基本方針、**圏域の設定**、具体的な施策や事業など計画に盛り込まれる事項について協議する。

次の実施では、計画を実施していく段階となる。その際に計画の実施に加えて進行管理もあわせて行う必要がある。進行管理では、計画に掲げた当該施策や事業が予定通り進行しているかをモニタリングする。もしうまく進行していない場合は、その理由を考え改善を図る。また場合によっては、計画の見直しも検討する。

最後の段階が評価である。ここでは評価委員会が計画の評価を行うことになる。評価には大きく①各年度の評価および中間評価、②策定期間終了後の評価がある。

[2] 地域福祉計画策定とコミュニティ・ソーシャルワーク

このように、行政計画である地域福祉計画に、当事者や地域住民を含む多様な主体が参加する意味は何であろうか。それは地域福祉計画策定そのものが、**ガバナンス**構築のための方法である、ということである。コミュニティ・ソーシャルワークの観点からも、当事者や住民を含む多様な主体が行政と対等な立場で計画策定に主体的に参加することは、まさに住民主体の具現化となる。そして、地域づくりにとどまらず、計画策定を通じた制作過程に住民らが参加することが大きな意味をもつことにつながるのである。

圏域の設定
地域の福祉課題に対応するために、人口、地理的条件、交通などの諸要件や公共施設、福祉サービスの提供範囲などにより、従来の町内会・自治体に限定されることのない、日常生活圏を単位とした圏域の設定が重要となる。

ガバナンス
governance
ガバメントが「縦系統の支配関係のもとに統治すること」を意味するのに対し、ガバナンスは「協治」とも呼ばれ、行政と市民等が対等な関係により協働して取組みを行うことを意味する。

4. 住民参加

A. 地域福祉における参加の意義

[1] 住民参加の背景

　地域福祉における住民参加の必要性には、いくつかの異なる文脈がある。第1は、民間サービスの活用である。地域住民の多様なニーズを充足するためには、行政サービスのみでは対応できないというものである。第2は、行政職員や専門家による独善への危惧である。問題を抱える当事者の視点を踏まえて制御していかねばならない。第3は、急激な社会変動への対応である。コミュニティの崩壊から再生まで問題を共有せねばならない。

[2] 住民参加の目的と参加の形態

　「地域福祉は、住民不在の一方的なサービス活動であってはならない」[2]と指摘したのは**岡村重夫**であった。岡村は常に地域住民の自発的な参加と社会的成長を援助する視点を大切にしていた。また彼は、地域福祉の政策や計画を含めて、地域福祉サービス（地域福祉活動）全般に対する**住民参加の目的**を3つ挙げていたが、ここでは次のように5つに再整理してみる[3]。
①**福祉サービスの計画や運営の方針**が、少数の権力エリート層や一部の官僚によって決定されることを避ける。
②住民や福祉サービス利用者の意図や目的をサービスの計画・運営方針に反映する。
③福祉行政の専門化とそれに伴う**官僚制**の割拠主義ないしバラバラ行政の弊害を是正する。
④プロフェッショナリズムの閉鎖性に対するアマチュアリズムのチェック的機能を発揮する。
⑤個人生活に埋没し、政治や行政に無関心になりがちな住民に対して、必要な地域社会や福祉についての情報を提供する。
　参加の目的に視点を置いた**中嶋光洋**の整理によれば[4]、地域福祉への参加の形態は、①**自助的な協働活動**、②**援助・サービス供給活動**、③**政策決定・計画立案**、④**組織的圧力行動**からなる。**地域福祉計画**など福祉計画との関連では②と③がとりわけ重要であり、その参加機能を高める手法が求められている。

岡村重夫
1906–2001

自助的な協働活動
地域を基盤として行われる住民の自主的な地域組織活動、福祉サービスの利用者・対象者自身によって行われる自助的・組織的活動への参加を指す。

援助・サービス供給活動
福祉現場の従事者、制度に基づく委嘱・任命、福祉サービス供給の有償の担い手、ボランティアとしての参加を指す。

政策決定・計画立案
政策立案や政策決定に参与する行政職、審議会・政策にかかわる委員会の委員、公聴会・行政との対話集会など、社会福祉協議会などが行う計画策定への参加を指す。

組織的圧力行動
政策の変更や資源の造成を迫るソーシャルアクション、公害や事故など問題原因の発生源に対して展開する運動への参加を指す。

B. 地域福祉の推進に必要な住民参加

　福祉サービスを必要とする住民の誰もが完全参加ができる地域社会をつくり出そうというのが、今日的な考え方である。以下、確認しておく（図5-4-1）。

　Ⅰでは、要支援者は何のサービスも受けておらず、地域で孤立している状態なので、ニーズ発見に結びつけなくてはならないステージである。

　Ⅱでは、サービス事業者が要支援者のニーズにアプローチしており、要

図5-4-1　地域福祉推進と住民参加

○要支援者以外の地域住民（地域住民）　　● 枠内は地域社会を指す。
●支援を要する地域住民（要支援者）　　　● 点線はネットワークを指す。
◎サービス事業者　　　　　　　　　　　　● 矢印はサービスや相互関係を指す。

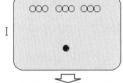

Ⅰ
- 要支援者はどんなサービスも受けていない。
- 地域で要支援者は孤立している。

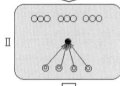

Ⅱ
- 要支援者はサービスを受けるが、サービスは個々ばらばらに提供されている。
- 地域で要支援者は、依然として孤立している。

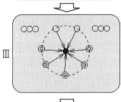

Ⅲ
- 要支援者はケアマネジメントされたサービスを受けている。
- 地域住民の一部が民間によるサービス・サポートに参加するようになる。
- しかし、要支援者は地域において「支援すべき特別な存在」である。

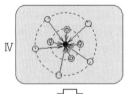

Ⅳ
- 多くの地域住民が民間によるサービス・サポートに参加するようになる。
- しかし、この場合でも、要支援者が地域において「支援すべき特別な存在」であることに変わりはない。

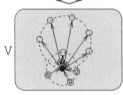

Ⅴ
- 地域住民が要支援者を「支援すべき条件を持ってはいるが、人格は平等・対等である」と意識することによって、要支援者は「特別な存在」ではなく「対等の存在」となる。これがノーマライゼーションの地域社会であり、住民の意識変革が大前提である。住民参加が不可欠とする理由はここにある。
- 要支援者は、地域の他の住民と同格の地域社会の構成員として社会に参画し、自立・自己実現を図る。

出典）社会保障審議会福祉部会「市町村地域福祉計画及び都道府県地域福祉支援計画策定指針の在り方について（一人ひとりの地域住民への訴え）」2002年1月28日.

支援者はいくつかのサービスを受けている状態である。ただ、サービスは個々ばらばらに提供されており、要支援者は依然として地域で孤立している。要支援者が住民ともつながらないステージである。

Ⅲでは、要支援者は**ケアマネジメント**によるコーディネートされたサービスを受けている。そして、地域住民の一部がインフォーマルなサービス・サポートにも参加している。しかし、要支援者は地域において「支援すべき特別な存在」としか考えられていない。要支援者がフォーマルなサービスを中心にして支えられているステージである。

Ⅳでは、多くの地域住民が参加するようになり、サービスもきちんと組み合わせて送り届けられている。しかし、この場合でも、要支援者が地域において「支援すべき特別な存在」に見られていることに変わりはない。要支援者がサービスを、単に受けているだけのステージである。

Ⅴでは、**ネットワーキング**により地域住民と要支援者とのつながりが構築されている。地域住民は要支援者を「支援すべき条件をもってはいるが、人格は平等・対等である」と意識しているので、要支援者は「特別な存在」ではなく「対等の存在」となっている。これが**ノーマライゼーション**の地域社会であり、住民の意識変革が大前提である。住民参加が不可欠な理由はここにある。要支援者としては、地域の他の住民と同格の地域社会の構成員として社会に参画し、自立・自己実現が図れている。個人の尊厳が保持された、自分らしくその人らしい暮らし方が可能なステージである。

C. 住民参加の手法

アーンスタインによる「市民参加の階梯（かいてい）」がよく引き合いに出される。彼女は、「住民の参加とは、住民に対して目標を達成できる権力を与えること」[5]と定義づけたと聞く。

地域福祉＝ちいきで・ふつうに・くらせる・しあわせ、という目標に向けて住民が手にできる権力の一端が、地域福祉における住民参加の手法であろう。とりわけ地域福祉計画策定においては、さまざまな**住民参加の取組み・手法**が見られる。

主な手法を整理するとおおよそ次の９つである[6]。①アンケート調査、②ヒアリング調査、③モニター方式、④公開討論会（シンポジウム、フォーラム、パネルディスカッションなど）、⑤ワークショップ、⑥住民座談会・小地域座談会、⑦講習会（セミナー、研究会、勉強会、学習会など）、⑧各種委員会（審議会・策定委員会・諮問委員会、懇話会など）、⑨パブリックコメント。

ネットワーキング
ネットワーキングへの発展過程は、点から線へ、線から面へと発展していく。すなわち、点としての活動体、線としての活動体、面としての活動体を経て、それぞれが主体性をもつ立体的・有機的な活動体へのネットワーキングとしてのステップがある。

ノーマライゼーション
広く社会福祉の理念として受け入れられている考え方であり、住民参加の重要な一側面である。「あらゆる住民のあらゆる分野への活動参加が保障されること」とも言い換えられる。また、より積極的な考え方として、排除しないで仲間として受け入れようとするソーシャル・インクルージョンの理念がある。

アーンスタイン
Arnstein, Sherry Phyllis
1930-1997

注）

(1) 大橋謙策「コミュニティソーシャルワークの機能と必要性」『地域福祉研究』33，2005，pp.4-15，p.12.

(2) 岡村重夫『地域福祉研究』柴田書店，1970，p.125.

(3) 岡村重夫『地域福祉論』社会福祉選書 1，光生館，1974，pp.88-89.

(4) 中嶋光洋「地域福祉と参加」福武直・一番ヶ瀬康子編『都市と農村の福祉』明日の福祉 7，中央法規出版，1988，p.214.

(5) 萩元直樹「どこまで登っている？住民参加のはしご」（2023 年 6 月 18 日取得）.

(6) 井村圭壯・谷川和昭編『地域福祉分析論—理論と実践を基盤として（第 2 版）』学文社，2011，pp.105-110.

第6章 ソーシャルワーク実習・振り返りの視点

ソーシャルワーク実習を通して体験したこと全般について振り返り、体験したことをそのままにするのではなく、経験にまで高め、その言語化・概念化を図る。ソーシャルワークの専門性を社会的・世代的に継承していくためには、上記の営みを地道に継続していくことが最低限求められる。

1

ソーシャルワーク実習で体験した事例を検討し、かつ研究を実際に重ね、その意義や方法を具体的に理解する。その際に、「弱さ」の倫理について考察し、ソーシャルワークの理解をさらに深める。

2

ソーシャルワーク実習で体験したことを振り返るに当たって、隣る人の役割と隣る人になることの意味を考える。また、ソーシャルワークの全貌を確かめ、それらをめぐる社会状況を理解する。そして、ジェネラリスト・ソーシャルワークの考え方や特性を学ぶ。

3

ソーシャルワーク実践にとってなぜスーパービジョンが必要なのか考える。特に、ソーシャルワーク実習における体験を振り返る際の必要性について考える。スーパービジョンの構成要素、機能、形態のあり方を通して、実習体験の理解を深める。

4

ソーシャルワーク実践におけるプロセスレコードの意義、作成、構成、内容等の理解を通して、ソーシャルワーク実習における体験を振り返り、記録することの意義や「臨床の知」との関連を検討する。

1. 事例研究・事例検討

[1]「事例」ということ

「事例」と聞いて、どんな事態をイメージするだろうか。社会福祉の領域であれば、認知症の高齢者、偏見に苦しむ障害者、虐待されている児童、経済苦にある困窮者など、社会生活を営んでいくうえで何らかの問題や困難を抱えた存在を思い浮かべられるのではないだろうか。あるいは上記の人たちが抱える生活上の問題・困難そのものを連想する人もいるかもしれない。生活上の問題・困難を抱えている人や問題や困難そのものは、「事例」を形成する重要な要素であることは間違いない。他に想起できることはあるだろうか。

尾崎新は、援助の対象となる相手の生育史、生活条件、問題や困難の内容、問題・困難の緊急性、また関連する施設の条件や社会資源の状況などを含む社会的条件も「事例」の重要な要素であることを認めつつも、事例検討の中心的対象は援助関係であり、その変化であると指摘する[1]。援助の対象となる利用者とその利用者が抱える問題・困難にばかり焦点が合いがちであるが、援助者が利用者にどのようにかかわったかということも、「事例」の重要な要素である。この指摘は、援助サービスの利用者のみを援助の対象者と規定するタイプのいわゆる「事例分析」への批判性をも含むと同時に、援助者が利用者へとどのようにかかわり、どのような変化が現れているのか、といったことも含めた援助者自身の多面的な自己理解をも促すものとなる。援助活動が援助関係の中で展開される営みである以上、援助関係を「事例」の中心的対象にすることは、ある意味では当然のことである。そして、この当然すぎることを自明性の中に埋もれさせてしまい、不問のままにしがちになってしまうことも、残念ながらよくあることである。この不問のままにしてしまいがちなことを、掘り起こし問い直すことは、援助活動を進めていくうえでの基礎にあたる。この基礎を土台にした具体的「事例」を検討し吟味することは、援助者自身の基本的援助姿勢・態度を磨いていくことにもつながる。

[2]「事例性」について

ところで、精神医療の分野で「**事例性**」[2]ということが指摘されてきた。これは「ある人がなぜ、誰によって、いつ事例となったか」[2]ということ

尾崎新
1948-2010
精神保健福祉における臨床家としての経験を経た後、社会福祉教育（社会事業大学、立教大学）に従事した。社会福祉学者というよりも、言葉の真の意味での臨床家としての姿勢を貫いた人である。精神保健福祉分野のクライエントにも社会福祉教育分野の学生にも、徹頭徹尾、相手に寄り添う臨床家としての姿勢を貫き、さまざまな業績を残した。主な著書は以下の通りである。
『臨床・精神科デイケア論』岩崎学術出版社、1992.
『ケースワークの臨床技法』誠信書房、1994.
『対人援助の技法』誠信書房、1997.
編著『「ゆらぐ」ことのできる力』誠信書房、1999.

を含めた考え方である。「事例性」とは、援助を受けている当事者だけではなく、当事者が抱えている困難や問題を、援助の必要な事柄として認め、必要があれば当の本人にそれを伝え、自ら援助の手を差し伸べる存在（具体的には家族、友人、近隣の人など）や、第三者としての援助者の存在も含まれる。「事例性」を形成する当事者の一角を占める援助者という考え方の中には、先に指摘した事例の中心的対象は援助関係である、といった主張と重なり合う。だとすれば、援助関係やそこに含まれる援助者としてのかかわり方は、「事例」や「事例性」を検討する際には少なくとも重要なキー・ポイントになる。

[3] 事例分析における「分析」と「説明」

事例検討に当たって、検討する者が援助者を志す学生であれ、現場での援助活動に携わる援助者であれ、あるいは研究者であれ、事例に臨む態度・姿勢を大別すると2つに分けられることを確認しておこう。

1つ目は、事例における中心的対象への一方向的なかかわりに基づいて、それを**分析**し、**説明**するという態度・姿勢である[3]。事例においてその中心的対象（たとえば援助サービスの利用者）を分析し、説明するということは、文字通りに捉えれば、現実としてこの社会の中で生きている生身の存在としての人間は、それぞれの違いはあるにしても主体的、個別的、そして部分的には分解できない全体的存在として生活しているにもかかわらず、「いかなる全体をも諸部分に分離ないし分解＝分析」し、過去の経験やすでに取得した理論的分析による一般化のための一つの対象にしてしまうことである。

こうした事例検討をする側の態度・姿勢は、直接か間接かは問わず、いわゆる「**事例分析**」と呼ばれている類いのものの中の多くに表されている。結果として分析の対象は、援助を受ける利用者か、そこに関連する諸状況や事柄に集中する。援助関係や援助者のかかわり方に関心が向けられることもあるが、それはあくまでも利用者に付随する事柄としてか、利用者、援助者、援助関係といったように、それぞれを分断した後に再び全体を構成する一要件として焦点化されるにとどまる。

[4] 事例研究における「了解」と「記述」

これに対して、もう1つ別の態度や志向性は、援助関係という相互的なかかわりに基づいて、事例における中心的対象を了解し、記述するという態度・姿勢全般である[3]。ここでの「**了解**」と「**記述**」ということは、援助者が援助サービスの利用者との生きた援助関係の真っただ中に立ち、利

用者との関係を共感的に生きようとすることで、その関係のさまざまな力をその都度発見し、その発見を通して援助者自らのかかわり方や、利用者の抱えている現実が改めて見えてくることを意味する。尾崎による、事例検討の中心的主題は援助関係とその変化であるという指摘は、この了解と記述ということと大きくオーバーラップする。事例の中にさまざまな形で現れてくる諸事象を、利用者、援助者、援助関係と別個のものとして分離して捉える分析的態度以前に、生きた全体の現実としての援助関係や利用者の個別性・主体性をそのままにまるごと捉えていこうとする事例検討の態度・姿勢は、援助者による個別化の態度や生起している現実をそのままに引き受けていこうとする受容的態度とも通底し合う。

　事例検討に際しての対照的な以上2つの態度・姿勢は、互いに対立し、排斥し合うような関係にあるということではない。後者のより包括的ないわば「事例研究」の中に、前者の「事例分析」の態度・姿勢を局面的に適切に位置づけ活用することによって、より実り豊かな「事例研究」へと展開していける可能性をもつ。こうした捉え方を踏まえ、改めて包括的な事例研究の基本的な視点を深化させることが求められている。

[5]「弱さ」の倫理

　最後にもう一つ、当たり前すぎて、ややもすると見落とされがちなことをここで指摘しておきたい。それは、何のための事例研究・事例検討なのか、という極めてシンプルな問いの下に、忘れられがちな視点とも言うべきものである。

　それは、援助の対象となる利用者・当事者特有の"**弱さ**"への配慮である。この独特の"弱さ"を見極め、当の本人の生活において適切に位置づけることによって、"弱さ"の意味が変わってくるのである。**ストレングス視点**とは、"弱さ"を無視したり、排除するものではない。"弱さ"を生活において的確に位置づけることによって、その意味を組み換える営みなのである。それは強さにも変わり得るのである。

ストレングス視点
strengths perspective

注)
(1) 尾崎新『社会福祉援助技術演習』社会福祉専門職ライブラリー　社会福祉士編，誠信書房，1992，pp.135-136.
(2) 加藤正明『社会と精神病理』弘文堂，1976，p.134.
(3) 足立叡・佐藤俊一・平岡蕃編『ソーシャル・ケースワーク―対人援助の臨床福祉学』中央法規出版，1996，p.203，p.204.

2. ソーシャルワークの拠り所

A. 隣る人の立場

[1] ソーシャルワークを行ううえでの注意点

(1) 対人関係の考え方

　ソーシャルワーカーとして対人関係の視点をどのように理解しているか、またどのような考え方が必要かを紐解いていきたい。現代社会においては、心の問題を取り上げるときでも、いわゆる心の商品化や心の外在化という流れの中で、1人でも多くの人にという多数派原理が働く場合が多い。こういった現状にあって、診断主義やマニュアル主義が蔓延することになる。

　他者へのかかわり方もまた、マニュアル化の波が押し寄せてきている。平常時ならさしたる問題も起こらないかもしれない。しかし、危機的状況や見通しのきかない状況ではどうだろうか。マニュアル化に伴う機械的対応が、当事者を混乱に陥れ、不必要で過度な怒りを買う場合も少なくない。場にそぐわない奇異なかかわり方を当事者に促し、さらなる混乱を招く場合もある。これは、援助者側が一人ひとりのニーズを適確に受けとめず、むしろ画一的で機械的なかかわり方や対応に終始してしまい、利用者にとっては人間味のなさや不誠実さにさえ映る行為が、気持ちを逆なでするがために招いている混乱でもある。

　そこで、今ではソーシャルワーク史上の歴史的事実として位置づけられている COS（慈善組織協会）による友愛訪問がそうであったように、先入観や偏見を極力排そうとする対人関係を結び、きちんと相手となる当事者の立場に立って、大きな壁となっている困難な問題への積極的なかかわりや問題解決の糸口を、その当事者とともに見つけていこうとする態度や姿勢が求められるのである。そして、当事者が求めている欲求や要求を理解しながら、それらに応え、達成すべく多方面からの働きかけを試みると同時に、当事者のさまざまな潜在力や本来もっている力と可能性に注目し、それらが少しずつでも花開くように今後どのようにかかわっていくことが必要なのか考えていくことも重要である。

(2) 臨床福祉における「隣る人」としての役割

　隣る人という捉え方は、時代によって異なる。しかも時代によって、捉え方や理解の仕方のもととなる価値観にも相違がある。これらは、家族を

慈善組織協会
COS: Charity Organization Society

友愛訪問
friendly visiting
キリスト教的な隣人愛に基づいた訪問活動のこと。“隣る人”の立場や姿勢を考えるうえでも重要な活動である。

中心とした**第一次集団**によって培われる場合が多い。こうして得られる価値観からの影響を受けながら、人間は自他のかかわり合いの経験から人間への認識が形成され展開される。この認識は、社会の潮流や社会思想からも影響を受け、変化していくものである。臨床福祉という営みは、当事者やその家族がどんな欲求を抱えているのか、的確に把握することから始まる。たとえば、**マズロー**の示した所属承認の欲求・愛の欲求を満たしているにもかかわらず、その当事者に生理的な欲求を満たすべくその方法を提示したところでほとんど意味をもたないのである。

［2］ 隣る人になること

（1） 当事者が考えている言葉にならない言葉

当事者自身がこうしようと考えていても言語化できない、あるいは言葉にならない言葉を、その**当事者の背景**に寄り添いながら見出していくこと、ここにソーシャルワークの専門性の根幹部分があるのではないだろうか。当事者の主観的行動を排除することなくそのままに引き受け、どのような背景が隠されているのか、隣る人となって了解していくことも大切である。こうした背景を捉えるために、**ブトゥリム**が提示している3つの価値前提を確認しておこう[1]。

①人間尊重

一人ひとりの人間がかけがえのない存在として大切にされることを意味するが、それは**シュッディズム（完璧主義）**を問うものではない。どのような人であれ無条件に尊重され、その人自身の行動が積極的に認められるということである。

②人間の社会性

人間はそれぞれ精神的・肉体的発達を遂げ、所属する集団や社会の中で一定の役割や機能を果たし、それぞれが他者を理解していくプロセスを与えられる。他者から認められていくことは、その社会性を通してその人自身を人格的に成長させる道にもつながる。

③人間の変化の可能性

また、人間が元来もっている変化の可能性に働きかけていくことによって、その人の自己実現を達成することに寄与できるのである。

この根幹的な価値前提に立ち返り、人間と人間との積極的な関係を紡いでいく必要がある。この対人関係をもとに、大きな問題を抱え絶望や不信感に苛まれている当事者に変化のきっかけになるようなことを提示し、当事者自らが、自分自身の抱えている問題から逃げずに正面から立ち向かえるような環境づくりが大切なのである。

（2）隣る人になるためのかかわり

　人間は、生活の中でちょっとしたところに生きづらさを感じることがある。この生きづらさを感じられない援助者は、そのちょっとした弱い力に気づけず、自分自身の価値観を相手に押しつけてしまう可能性がある。援助者としては、人間である限り苦労はつきものであることも認識しておく必要がある。また、本人（当事者）はそれをさまざまな段階で、自分自身の力で解決していく必要がある。それはいわば第一義的苦労とでも規定できよう。困難を自分自身の手では解決できない場合、またそういったことが積み重なっていった場合、それに伴う不安も加速化される。弱者の立場にある人は、その上にさらに障害や症状といわれるものが覆い被さっている場合も多い。そのため、一般的に言われている「普通は」あるいは「通常は」という言葉では言い表せない状況が出現する。こうした基本的なことを踏まえながら、生活支援をしていく必要がある。

　生活支援の要点を示しておこう。①主体としての生活者の認識、②自己決定を促すプラスのストローク、③主体者の問題の壁を乗り越えるための後押し、④**生活のしづらさや生活に対する壁の生起**の除去、⑤共助・支援を考える、⑥環境と家族、個人の関係性を整える、⑦相互援助・補完的かかわり、ここに示したような認識やかかわり方は不可欠なものである。本来、人は人に寄り添って生きているはずであるが、危機的状況や余裕のない状況は、この関係の事実を理解困難にさせてしまう。しかし、**自分の育った生活史**や幼い頃から家族とともに過ごした時間の中でプラス思考の習慣を身につけた人は、こうした困難をも乗り越える可能性を秘めている。援助者はこうした側面にも注目しておくことが求められる。

[3] 事例

　Ａさんは社会福祉士の資格を取得した後、Ｂ市の地域ケアプラザのコーディネーターとして配属された。コーディネーターの機能の主なものは以下の通りである。①地域活動交流事業、②地域包括支援センター事業、③居宅介護支援事業、④高齢者通所介護事業。①②の事業が充実しているところは、市民と協働してサービスを検討していくということを聞かされていた。ところが、Ａさんが配属された地域では、ケアマネジャーが訪問活動に忙しいため、Ａさんは事務所にて事務仕事に追われることが多かった。地域活動交流事業では、Ａさんも訪問活動のため地域に出向くことはあった。しかしそこは、もともと住んでいた人びとと新興住宅地の住民とに二分されており、互いの意見が異なる地域であった。もともと住んでいた人の間では「今までの環境を壊さず、地域のお祭りや他の地域活動

壁の生起
生活の中で当事者だけの行動や考え方だけではどうしても越えられない問題。

自分の育った生活史
相談を受ける人も無意識的な価値観によって自覚しないままに相手を避ける場合がある。これはその人が子どものときから親や当時の社会によって植え付けられた先入観によるものなのかもしれない。そこで、自分がどのような事象に対して負の感情や先入観、偏見などをもちやすいのか、改めて確認しておく必要がある。

を連携してやってもらいたい」という意見が強かった。ところが、新興住宅地の住民に対しては、「いろいろなイベントのチラシを配っても全然反応がないし、挨拶もない」とのことであり、「最近の人は礼儀も知らない」と怒りを露わにした。

　他方で新興住宅地の住民は、「古くから住んでいる人はわれわれに昔の規範を植えつけたいようである。そのようなことは、絶対に嫌である」とコーディネーターであるＡさんに訴えた。Ａさんは、新興住宅地の住民ともともとの住民との板ばさみに陥り、どちら側につくか選択を迫られた。そのような状況下にあってＡさんは、なかなか互いのコミュニケーションを円滑に行うことができずにおり、両者から無能扱いされ、無視されるようになった。Ｂ市の示している地域の支え合いどころではなくなり、Ａさん自身がストレスを感じるようになり、職場に行くのも億劫になっていた。そのようなとき、上司から、社会福祉協議会が地域福祉コーディネーター講座を開催しているので出席してみてはどうかと打診されたので、思い切って研修を受けることにした。

［4］Ａさんの気づき

　初めはしぶしぶ参加していたＡさんだったが、参加したメンバーのほとんどがＡさんと同じような問題を経験した人であることを聞かされて、自分だけがこのような問題に巻き込まれているわけではなかったと、安堵の気持ちと支えられている感覚をもつようになった。そこで認識したのは、まずは何よりも「**今ここ**」を大切にしていこうということだった。この認識に立って、自分だけの価値観で人を見るのではなく、当事者が「今ここ」で何を感じて生きているのかを見きわめていくことが大切だと理解するようになった。それを遂げるためには、自分自身の特性を知り（**自己覚知**）、他者とのコミュニケーションや他者理解の技法など、人間理解の基本を学ぶ必要があることに改めて気づいたのである。

　自分にとって不条理なことを無理に合理化していないかどうか、何かを正当化しようとするときに自分なりのパターンがあるのかどうか、会話における自分自身の短所や長所、こうした身近なことにも目を向けるようになった。また、講座の中でグループ演習を実施し、同じような状況を経験している他のメンバーとの交流により、他者理解のためのプレゼンテーションやパフォーマンスの技法を学び、当事者の立場に立ったよりきめ細やかで丁寧な支援へとつなげていくための自信も出てきたのである。

今ここ
here and now
心理療法の一つゲシュタルト療法で重要視される視点である。後にも先にも二度とは訪れない「今ここ」の存在を大切にして理解していこうという視点。
①今を生きる人間
②ここを生きる人間
③実際体験する人間
④喜怒哀楽を表すことをためらわない人間
これらを指している。

B. ソーシャルワークのレパートリー

1900（明治33）年頃、**ソーシャルワーカー**や**ソーシャルワーク**の語が誕生したが、対人支援・援助の営み自体はそれよりも前に始まっている。よりよい支援・援助を行うためにはどうしたらよいのか。伝統的に個人への支援（**ケースワーク**）、集団への支援（**グループワーク**）、そして個人・集団への支援をよりうまく進めるための地域への支援（**コミュニティワーク**）を含む3つの方法レパートリーがよく知られている。

ただし、実際の支援・援助を行うには、対象となる個人、集団、地域社会のニーズを把握しなければならないため調査（**ソーシャルワークリサーチ**）を行う必要がある。そしてニーズ（実態）を把握したなら、今度は将来の目標も突き合わせて計画（**ソーシャルプランニング**）を立てることになる。この計画に基づき、人・物・金などの資源が配置されることになるが、これをうまく運営（**ソーシャルアドミニストレーション**）していくことが肝要である。もし改善ないし開発すべきことがあれば、何らかの運動（**ソーシャルアクション**）もときとして必要となる。

一方、こうした取組みには、ニーズをもつ対象を中心としたつながり（**ネットワーク**）が形成され、きめ細かなサービスの組み合わせ（**パッケージ**）が滞りなく送り届けられるシステム（**ケアマネジメント**）が整っていることが重要である。また働く人には経験者もいれば未経験者もいるから、後者には前者による指導（**スーパービジョン**）を欠くことはできない。さらに同分野同職種の同僚仲間と片づけられそうにない難問に遭遇することがあり、これを打破するには他分野他職種からの助言（**コンサルテーション**）を得ることが必要となる。そして、そうした中で誰もがストレスを少なくしていくこと（**カウンセリング**）が大切なのである。

以上のような取組みが、方法レパートリーを踏まえた**ソーシャルワークの全貌**であると考えられる。

C. ソーシャルワークをめぐる社会状況

今日のソーシャルワークが必要とされるさまざまな問題が現に起きている。個人、家族、集団、組織、地域社会、制度、全体社会の各レベルで縦断的ないし横断的にそれは起こっていると言ってよい。その規模は、**ミクロ・メゾ・マクロ**といった同心円的対象としての小・中・大のように見て取れ、各円の内外を相互に往き来したり飛び交ったりするというイメージである。

そうした社会状況の問題群の一例を見てみよう。子どもの貧困、いじめ、

ソーシャルワーカー
social worker
教育者パテン（Patten, S. N.）が1900年につくり出した用語。彼は慈善組織協会による友愛訪問やセツルメントハウスによる活動への従事者に対してその呼び方をした。その後その呼称が定着して今日に至る。

ソーシャルワークの全貌
ソーシャルワーク全体の姿や様子。方法レパートリーを踏まえたソーシャルワークの全貌は、ケースワーク、グループワークといった直接技術、コミュニティワーク、ソーシャルワークリサーチ、ソーシャルプランニング、ソーシャルアドミニストレーション、ソーシャルアクションといった間接技術、ネットワーク、ケアマネジメント、スーパービジョン、コンサルテーション、カウンセリングといった関連技術を必要に応じて使っていると言える。

保健室登校、不登校、ニート（若年無業者）、ひきこもり、ワーキングプア（働く貧困層）、ネットカフェ難民、失業者、ホームレス（路上生活者）、多重債務者、セルフネグレクト（自己放任）、行方不明高齢者、孤独死（孤立死、無縁死、独居死）、自殺（自死遺族）、悪質商法による詐欺被害、情報難民、介護難民、買い物難民、がん難民、刑務所出所者、犯罪被害者、子ども・障害者・高齢者の虐待、マルトリートメント（不適切なかかわり）、老々介護・認々介護、ダブルケア、ドメスティックバイオレンス、夫婦間コンフリクト、ステップファミリー、ストーカー被害、ハラスメント（嫌がらせ）、ロックアウト解雇、過労死、ポルノ被害（性暴力被害者、性産業で働く女性、少女売春）、依存症（ギャンブル、薬物、アルコール等）、クレプトマニア（窃盗症）、地震・台風・大雨等の被災者、原発（事故）避難者（隠れ避難者を含む）、ハンセン病患者、HIV/AIDS 感染者、同和問題、アイヌの人びと、拉致被害者（北朝鮮当局による）、トラフィッキング（国境を越えた人身売買）、国際移民・難民、外国にルーツをもつ人びと（在日コリアン高齢者等）、LGBT（女性同性愛者、男性同性愛者、両性愛者、性同一性障害を含むトラスジェンダー）、X ジェンダー（女性でも男性でもないという立場）、近隣トラブル、ゴミ屋敷住人、宗教二世……等々、以上のようなものが確認できる。

　このようにソーシャルワークの対象となる問題群は、決してたとえば「高齢者介護」という狭い範疇に限定して行うものではない。対象を何か一つに区切ったものではないということである。ソーシャルワークというのは、言ってみれば、人間一人ひとりが抱えもつ不安、不信、不幸、不条理といった生きにくさ・生きづらさを広く強く深く支えるために誕生した価値・知識・技術の総体と言えるのではないだろうか。あらゆる社会状況、生活問題、生活課題に立ち向かっていくための方法とも言える。**実習・振り返りの視点からは、そのかかわりはあくまでも対象限定的・期間限定的であったということを踏まえておく必要があろう。**

D. ジェネラリスト・ソーシャルワーク

[1] 背景

　幅広い分野と方法を包括した総合的な実践としてのジェネラリスト実践を目指すべきか、それともある特定の専門領域や方法に特化した実践としてのスペシャリスト実践を目指すべきか、1970 年代は議論が錯綜した時期であった。しかし、最終的にはジェネラリストアプローチで落ち着いた。

　こうしたソーシャルワークの統合化の議論を経て、おおむね 1990 年代

以降に確立した現代ソーシャルワーク理論の構造と機能の体系がジェネラリスト・ソーシャルワークである⁽²⁾。

ジェネラリスト・ソーシャルワークはジェネラリストアプローチが進展したもので、主唱者は**ジョンソン**である。

[2] 特徴

ジェネラリスト・ソーシャルワークの形成には、1968年に**ベルタランフィ**が提唱した理論である一般システム理論、そして1980年代に台頭した**エコロジカルソーシャルワーク**も強い影響を与えた。

一般システム理論は、もともとは細胞や臓器といった生物体のシステムとその機能について論じるものであったが、その仕組みをソーシャルワークにも応用してはどうかという着想に始まった。**グリーン**が言及しているが、「システム論は、ソーシャルワーカーに、身体的であれ、社会的であれ、あるいは心理的であれ、同時にいくつかの複雑に変化するものの相互関係を理解する手段を提供する」⁽³⁾。

また、システム理論とエコロジカル理論はその起源を同じ生物学とし、この両者を土台とするエコシステムの視座も生まれている。これは、個人と個人を取り巻く環境との相互関係に着目し、利用者を病理としての個体ではなく家族や地域社会といった状況の下に捉え、利用者の生活問題を環境との関係性から見出す立場の生活モデルである。

さらにストレングス視点が、ジェネラリスト・ソーシャルワークの根幹となるものの見方と言われている。これは、個人、集団、家族、地域社会には強み・豊かさ・長所があるという考え方を基本としている。

以上のことからもわかるように、ジェネラリスト・ソーシャルワークの特徴は、従来主要な方法とされてきたケースワーク、グループワーク、コミュニティワークの方法を一体のものとして捉えたことが挙げられる。

[3] 特性

ここでは、ジェネラリスト・ソーシャルワークが誰によるどのような活動を指しているのかを、渡部律子が「ソーシャルワークを形作るもの」としてまとめたものを参考にしておきたい（**表6-2-1**）⁽⁴⁾。

ソーシャルワークの先進国でもあるアメリカで見出された新しい方向性としてのジェネラリスト・ソーシャルワークが日本に取り入れられて久しい。実際の援助活動として今後も根づき続けることが望ましいと考える。

実習・振り返りの視点からも、ジェネラリストであれたかどうか、表中の①から⑧までの特性を、改めて見つめ直してみる必要があろう。

ジョンソン
Johnson, Louise C.
1923-2016

ベルタランフィ
Bertalanffy, Ludwig von
1901-1972

エコロジカルソーシャルワーク
ジャーメイン（Germain, C. B.）とギッターマン（Gitterman, A.）が、この試みを提唱した代表格である。エコロジカルソーシャルワークの全容は、クライエントとワーカーは、自分（人間）を取り巻く環境に働きかけることによって、ストレスを軽減し、新しい適応のバランスを得ようと努力する。そして個人の適応能力を高め、環境を変えることによって、よりよく生きることを目指す。エコロジカルソーシャルワークの神髄は、人と環境における適合能力（その環境で生きることができること）、関係性（同種・他種の生物との関係をもてること）、同一性（自分が自分でいられること）、さらには自律性ないしは自己指南性（環境に左右されず自分自身で生き方が決められること）の促進である。人が環境に適応できるように援助するのが眼目である。

グリーン
Greene, Roberta Rubin
1940-

表6-2-1　ジェネラリスト・ソーシャルワークの特性[4]

①目的	人間のウェルビーイングを高めること。個人から地域までに渡り課題達成、問題の予防、軽減をめざす。社会機能を高めたり、再構築したり、維持したりする。⇒社会改革推進、エンパワーメント、社会的公正の追求。
②専門性の構成要素	専門職としての価値（自己決定、クライエントの福利優先など）、専門知識（人と環境、その相互性理解のための心理学、社会学、文化人類学、政治学など）、専門技術（相談面接、ミディエーション、コーディネーションなど）。
③実践の対象領域とソーシャルワークの役割、介入方法	【対象領域】ミクロからマクロまで。【役割】カウンセラー、ブローカー、ネットワーカー、ミディエイター、イネーブラー、教育者、アドボケーター、評価者、モビライザー、コンサルタント、コミュニティプランナー、データマネジャー、アドミニストレーター、ケアギバー。【介入方法】課題中心アプローチ、ケースマネジメント、資源開発、アドボカシー、ソーシャルアクションなど。
④専門職として用いる理論	1つの理論やモデルにしばられない。
⑤対象となる可能性のある問題（問題発生に関連する要素）	価値と信念の間の葛藤、こわれた人間関係、知識と情報の欠如、破壊的な個人と家族のパターン、阻害や孤独、抑圧、社会整備、人種差別、貧困と基本的な資源の欠乏、権威者の誤った権力行使、無益なプログラムなど。
⑥アセスメント（人と問題の関係性の捉え方）	人と人、人と環境との複雑な相互作用を考慮、統合的、多面的、クライエントのもつ強さに着目。
⑦ソーシャルワークのプロセス	①関係形成⇒②クライエントの問題探究（人、問題、環境のすべての要素の包括的情報理解）⇒③多角的アセスメント（困難さを生み出すのに大きな役割を果たしている問題やシステムのアセスメントと、適切な資源のアセスメント）⇒④必要に応じてクライエントのモチベーションを高める⇒⑤契約⇒⑥援助計画作成⇒⑦計画実行⇒⑧終結⇒⑨評価。
⑧問題のレベルとソーシャルワーカーのマッチング	問題解決に必要な援助のレベルを判断した上で、より適切なレベルを選択し、それらのサービスを利用できるように手配する。

出典）渡部律子「改革期におけるソーシャルワークの行方―「対等な関係」「利用」「支援」の概念をてがかりに」『ソーシャルワーク研究』29（3），2003，p.175.

注)
(1) ブトゥリム，Z. T. 著／川田誉音訳『ソーシャルワークとは何か―その本質と機能』川島書店，1986，pp.44-50.
(2) 岩間伸之「講座　ジェネラリスト・ソーシャルワーク（1）」『ソーシャルワーク研究』31（1），2005，p.53.
(3) グリーン，R. R. 著／三友雅夫・井上深幸監訳『ソーシャルワークの基礎理論―人間行動と社会システム』みらい，p.269.
(4) 渡部律子「改革期におけるソーシャルワークの行方―「対等な関係」「利用」「支援」の概念をてがかりに」『ソーシャルワーク研究』29（3），2003，pp.175-181.

3. スーパービジョン

A. スーパービジョンはなぜ必要なのか—必要性と機能

スーパービジョン
supervision

[1] 援助者を支える—支持的機能

対人援助の仕事は、その成果が目に見えて現れないことが多く、成果が現れても社会的に高く評価されることは多くないのが現状である。援助者は「これでよかったのか」と悩むことがある。また、対人援助には明確な手順がなく、思ったような成果を出せないこともある。そのために、援助者にはクライエントに対してだけではなく、組織や同僚、他職種との間にも過度で過剰なストレスが生じることがある。また、対人援助専門職の使命から自己覚知や社会的な規範、職業倫理が強調され、ストレスの度合いがますます大きくなる現状にあり、援助者自身が個人で行う**ストレスマネジメント**では限界がある。結果としてその負担を支えきれず、張りつめていた緊張がゆるみ、意欲や動機づけが乏しくなり、さまざまな心身症状となって現れることがある。このような症状のことを**バーンアウト・シンドローム（燃え尽き症候群）**と呼ぶ。バーンアウトを防ぎ、援助実践の質を向上させるためにも、支持的機能をもったスーパービジョンが必要となる。

支持的機能のスーパービジョンでは、スーパーバイザーは、援助者（スーパーバイジー）が自分自身の抱えているストレスの要因と向き合い、自らの力で改善や対処ができるよう、傾聴的に応答し支持的態度を明確に示す。

ストレスマネジメント
ストレスと上手に付き合うための方法。予防も含めたストレス・コーピングやサポート・システムの利用などがある。

バーンアウト・シンドローム（燃え尽き症候群）
burnout syndrome
バーンアウトが生じる要因は、個人差要因と状況要因に大別される。近年のストレス研究では、状況要因を重視する傾向にある。

[2] 援助者を育てる—教育的機能

対人援助の仕事は、決まった手順で結果のわかった作業を行うものではない。生活問題を抱えたクライエントは一人ひとり固有の「人」であり、その問題も多種多様で、複雑に絡み合っている。したがって、援助者は、学んできた知識と技術だけでは十分とは言えず、ケースを通じて知識、技術、価値を統合していくためにも、教育的機能をもったスーパービジョンが必要となる。教育的機能のスーパービジョンでは、スーパーバイザーは、援助者（スーパーバイジー）が具体的なケースを通じて利用者や利用者の生活問題をどのように捉えているかを見極め、援助者として利用者の主観的な生活問題の捉え方を理解し寄り添うことができるように育成する。

［3］組織環境や援助者を管理する―管理的機能

　援助者は、組織やチームの中で対人援助実践を行っている。したがって、複雑な生活問題を抱えるクライエントに対して、組織内および他機関との連携、協力的な環境を整える必要がある。また、援助者は自分が所属する組織の目的や機能を理解し、その中で自分にどのような役割が課せられているのかを知り、組織の一員として業務を遂行しなければならない。援助者が十分に能力を発揮し、組織の方針に沿った質の高い援助実践ができるように、組織環境や援助者を管理する管理的機能をもったスーパービジョンが必要となる。

B. スーパービジョンはどのような形で行うのか―形態

［1］スーパービジョンの構成要素

　スーパービジョンは5つの構成要素から成り立っている。①**スーパーバイザー**、②**スーパーバイジー**、③**スーパービジョン関係**、④**契約**、⑤**過程**である。

スーパーバイザー
supervisor

（1）スーパーバイザー

　スーパーバイジーが専門職として成長していけるように、スーパービジョンを行う人である。スーパーバイジーと契約を結んでいる間は、スーパーバイジーに対して責任を負う。スーパーバイジーを専門職として育てる一面と、スーパーバイジーが担当するクライエントに、より質の高い援助を提供するという側面がある。

スーパーバイジー
supervisee

（2）スーパーバイジー

　スーパービジョンを受け、専門職として養成される人である。経験の浅い援助者や実習生だけでなく、ある程度経験を重ねた援助者であっても次の段階を目指したり、困難な援助場面に遭遇したり、スーパーバイザーになろうとする場合などは、スーパービジョンを受けることになる。

（3）スーパービジョン関係

　スーパーバイザーとスーパーバイジーの間に結ばれる関係である。スーパービジョンはこの関係を通して行われる。対人援助におけるクライエントと援助者の援助関係と、スーパービジョン関係は相互に深く影響し合っている。一方の関係で生じた感情や行動が、もう一方の関係の中で無意識のうちに同一化され繰り返される「パラレルプロセス」という現象が生じることが多い。

(4) 契約

スーパーバイザーとスーパーバイジーの間にスーパービジョン関係を結ぶ意思の確認を行うことである。意思を確認することで互いに責任が生じる。スーパービジョンの開始に当たっては、①スーパービジョンの目標や課題の設定、②回数や時期、③実施場所、④費用、⑤形態と方法、⑥参加メンバー、⑦責任の範囲と約束、などの確認が両者間で行われる。

(5) 過程

スーパービジョンの開始から終結に至るまでの時間的な流れである。

スーパービジョンは、援助者を専門職として養成する過程そのものであり、その過程を通じて、スーパーバイジー自らが自分の潜在的・顕在的な能力を活用し、成長する。スーパーバイザーはそれを側面的に援助するものである。

[2] スーパービジョンの形態

(1) 個人スーパービジョン

スーパービジョンの最も基本的な形態である。スーパーバイザーとスーパーバイジーが1対1の面接方式で行うものである。面接方式といっても、必ずしも構造化された方法だけではなく、日常的に対処困難なケースについて先輩や上司に時間を少し取ってもらい助言を受けるなども含めることができよう。この形態は、1つの事例を、援助者とクライエントの固有の援助関係を軸に、スーパーバイジーの関心や思いに沿って深く掘り下げることができる。また、対人援助に影響を与える自己覚知に関する問題など、スーパーバイジー個人の問題を取り扱うときにも適している。

個人スーパービジョン
individual supervision

(2) グループスーパービジョン

スーパーバイザーを中心に、ケースカンファレンスや事例研究などの形態で行われることが多い。組織内でのグループスーパービジョンでは、メンバーの仕事をしている環境や背景が同じであり、共通する関心事が多いので、相互理解が成立しやすい。また、グループ内で意見交換を行うことで学習効果が高まりやすく、さらにメンバー間で支えられる体験を通してグループへの帰属意識を高めることができる。

グループスーパービジョン
group supervision

(3) ライブスーパービジョン

スーパーバイザーがスーパーバイジーの実際の援助場面に同席したり、面接を記録した録音テープや録画映像を通じて行われる。したがって、援助技術の一般論ではなく、具体的な指導を受けることができるという利点がある。特に同席による形式では、スーパーバイジーが実際に体験している事柄に時間差なく助言できる点で有効である。

ライブスーパービジョン
live supervision

(4) ピアスーパービジョン

同僚間で行われる形態である。スーパーバイザーは存在しないが、お互いに緊張せずに親しみやすい雰囲気で討論を進めることができる。ただし、各メンバーがスーパービジョンに関する基本的な知識と留意点を理解しておかなければ、単なるグループ学習にもなりかねない。

(5) セルフスーパービジョン

スーパーバイザーを置かず、自分自身で行う形態である。困難な援助場面を、①体験した出来事、②そのときに抱いた自分の気持ち、③自分の行動、④結果、などに分けて記し、時間をおいて、その記録を再度読むことで、自分自身を客観視するものである。スーパーバイザーを置かない形態のため、スーパービジョンとして確立するには今後も検討が必要であるが、スーパーバイザーが存在しない職場やスーパーバイザー自身のスーパービジョンの方法として重視されてきている。

(6) ユニットスーパービジョン

1人あるいは複数のスーパーバイジーに対して、複数のスーパーバイザーがスーパービジョンを行う形態である。主に、事例検討会や業務上の会議などの場で活用される。多様な指導を受けることができる点から、スーパーバイジーを育てるには有効な形態であると評価されているが、管理的機能を果たすスーパービジョンとして強く位置づけられる側面もあり、スーパーバイジーの心理的負担は大きいと考えられる。

C. スーパービジョンの進め方

[1] スーパービジョンの実施方法

スーパービジョンでは、面接技法、グループワーク、**事例研究**、ロールプレイ、**マッピング技法**などの方法を活用する。これらは対人援助で活用される基本的技法であり、スーパービジョン独自の実践方法があるわけではない。スーパーバイザーは、対人援助の基本技法をスーパービジョンを通してスーパーバイジーに伝授する。

[2] スーパービジョンの留意点

スーパービジョンを進めるうえで、いくつかの留意点が挙げられる。①緊急性の把握、②情報源の把握、③スーパーバイジーの取組み能力の把握、④スーパーバイジーの評価能力の把握、⑤スーパーバイザーの評価能力の把握、⑥スーパービジョンの効果と限界の把握、などである。

事例研究
解決すべき問題や課題のある事象を個々に深く検討することによって、その状況や原因を明らかにする研究方法。

マッピング技法
焦点化された問題状況に対し、状況の改善に向けて重要なきっかけを提供するために、生活環境の諸要因間の関係性とその全体相関性を地図のように表す記録方法の総称。ジェノグラム（世代関係図、家族関係図）、ファミリーマップ（家族図）、エコマップ（社会関係地図）などがある。近年はソシオグラムについても、マッピング技法の一つに位置づける傾向にある。

［3］コンサルテーション

スーパービジョンとコンサルテーションの区別は曖昧になりやすく、混同して使われていることがある。

コンサルテーションとは、業務遂行上、ある特定の専門的な領域の知識や技術について助言を得る必要があるとき、その領域の専門家（コンサルタント）に相談をしたり、助言を受けたりすることである。コンサルテーションの特徴は、①組織外あるいは他部署からの人材に依頼されて行われる、②直接に援助活動に関与しない、③専門分野に関する特別な知識や技能を教示する、④管理者としての機能を有しない、などがあり、これらの点がスーパービジョンと異なる。

（欄外）コンサルテーション
consultation

参考文献
- (1) 植田寿之『対人援助のスーパービジョン―よりよい援助関係を築くために』中央法規出版，2005.
- (2) ニューフェルツ，S. A. 著／中澤次郎監訳『スーパービジョンの技法―カウンセラーの専門性を高めるために』培風館，2003.
- (3) 福山和女・渡部律子・小原眞知子・浅野正嗣・佐原まち子編『保健・医療・福祉専門職のためのスーパービジョン―支援の質を高める手法の理論と実際』ミネルヴァ書房，2018.
- (4) 日本社会福祉教育学校連盟監修『ソーシャルワーク・スーパービジョン論』中央法規出版，2015.
- (5) カデューシン，A. & ハークネス，D. 著／福山和女監修／萬歳芙美子・荻野ひろみ監訳／田中千枝子編『スーパービジョン イン ソーシャルワーク（第5版)』中央法規出版，2016.

4. プロセスレコード

A. ソーシャルワークとプロセスレコード

ソーシャルワークを展開していくうえでソーシャルワーカーは、援助者としてクライエントと信頼関係を形成することが必要不可欠である。そのためには、ソーシャルワーカーが援助者として明確な目的と意図をもち、効果的なコミュニケーションを図ることが求められる。

プロセスレコードは、信頼関係の形成や高度なコミュニケーション技術を身につける有効な学習方法の一つとして考えられる。

プロセスレコードは当初、看護教育で用いられた。アメリカの**ペプロウ**によって開発されたのが最初であり、その後、**オーランド**や**ウィーデンバック**によって改良された。1960年代に日本に紹介されて以来、近年では看護教育のみならず、介護教育、社会福祉教育、そして広くはコーチングにいたるまで、その目的によってさまざまな領域で応用されている。

ここでは、ソーシャルワークの対人援助場面にプロセスレコードを用いることの意義、援助者のコミュニケーション技術の修得・向上を目的としたプロセスレコードの具体的な記述方法について述べる。

B. プロセスレコードの意義

援助者はプロセスレコードを用いて、クライエントとかかわった場面を振り返り、クライエントへの理解を深めるとともに、自分の言動が援助者として望ましい価値・倫理に基づいて、効果的なコミュニケーション技法を用いて臨んでいるのかを省察することができる。そのため、援助者は現在の自己のコミュニケーションのパターンを知ることが可能となる。また、援助者としての未熟さが具体的に確認・評価できるため、次の課題と目標へ結びつけるといった学習効果が期待できる。

山口ら[1]も、"体験的な「臨床経験」から「臨床の知＝経験」への高まり"の有効な手立てとしてプロセスレコードの活用を提案しており、対人援助職の養成においては、実習体験からの気づきや学びを得るための有効なツールとして、用いられている。プロセスレコードは、ソーシャルワーカーを始めとする対人援助職に求められる高度なコミュニケーション技術

の修得に役立つものと考えられる。

C. プロセスレコードの実際

[1] プロセスレコードの作成

　プロセスレコードは、クライエントとかかわった後、できるだけ早く、記憶の鮮明なうちに作成することが望ましい。援助者は自分の言動を思い起こし、クライエントとのやりとりを時系列に番号を付けて示す。また、口調や仕草などの非言語行動も具体的に表現するとよい。

[2] プロセスレコードの構成と内容

①クライエントの紹介：クライエントをイメージしやすい特徴やクライエントの理解に役立つ情報などを記述する。

②場面の状況：かかわりの場面が理解しやすいよう、置かれている状況について簡単明瞭に要約した内容を記述する。

③クライエントの言動：援助者が知覚したクライエントの言語・非言語行動を丁寧に振り返り、順を追って記述する。

④援助者が考えたこと：クライエントの言動に対して援助者として望ましい対応を模索する視点で考えた内容を記述する。

⑤援助者の言動：援助者として自分が知覚した自分の言語・非言語行動を丁寧に振り返り、順を追って記述する。

⑥考察：自分の思考や言動を客観的に分析し、その内容を記述する。具体的には、次の4つのポイントに沿って行う（**表6-4-1**）[(2)]。

⑦この場面がもつ意義と自己評価：プロセスレコードによる振り返りを通

表6-4-1　考察の際の4つのポイント

焦点と態度	クライエントとの対話の際、その焦点がどこに向けられているか。また、クライエントに対してどのような態度を示しているか。
意図と目的	クライエントとのコミュニケーションにおいては、何らかの意図と目的をもっているか。
共感的応答	クライエントに対して共感的に応答しているか。言葉・声・身体という3つのレベルからクライエントに対して共感を示し、より話しやすくなるよう励ましているか。
傾聴	クライエントとのコミュニケーションの中で、クライエントが伝えようとしている意味を、正確に受け取ろうとしているか。

出典）井上深幸・趙敏廷・谷口敏代・谷川和昭『対人援助の基本と面接技術―事例でわかるプロセスレコード』日総研出版，2004，p.59「考察のポイント」をもとに作成.

表6-4-2 対人援助場面におけるプロセスレコードの例

クライエントの紹介：氏名Ａ・Ｋ　　年齢82歳　　性別　女性　　要介護度3
　3ヵ月前に特別養護老人ホームに入所。杖歩行だが、転倒の可能性があるため付き添いが必要。
　入所後、家族の面会はなく、部屋に閉じこもりがちである。

場面の状況：食堂で昼食の配膳を待っているとき、突然立ち上がって玄関へ向かったため声をかける場面。

クライエントの言動	私が考えたこと	私の言動	考察
①玄関へと向かって歩いて行く。	②どうしたのだろう。言葉をかけてみよう。	③（Ａさんを追いかけて）「Ａさん、どうされましたか？」	③開かれた質問を用いて状況を理解しようとしている。
④にっこり笑って、「窓から私の息子の車が見えたので迎えに行くの」。	⑤とても嬉しそうだな。一緒に付き添って行こう。	⑥Ａさんの肩に手を添えながら、「息子さんがお見えになったのでとても嬉しそうですね」。	⑥言い替えを用いて傾聴を示すと同時に、利用者の非言語行動に注目し感情の反映ができている。
⑦うなずきながら「早く行かないと」といい、急ぐ。	⑧急いでいるようだ。見守りをかねて一緒に行こう。	⑨笑顔で「それでは一緒に行ってみましょうか」。	⑨非言語行動で感情の反映ができている。
⑩玄関まで行くが、誰も見あたらない。Ａさんは玄関の周りを見渡す。	⑪誰かと見違えたのかもしれない。早く食堂に戻ろう。	⑫「息子さんは来ていないようなので食堂に戻りましょう」。	
⑬うつむいて小さな声で「もどらん」。	⑭困ったな。早く戻らないと食事が遅れる。	⑮「すぐ食事ですし、とりあえず戻りましょう」。	⑭⑮Ａさんの気持ちを受容せず、説得している。
⑯険しい表情をし、大きな声で「あんたは何も分かっていない」。	⑰どうしよう。怒ったのかな。	⑱Ａさんの表情を窺いながら「……」	⑱共感せず、黙り込んでいる。
⑲「……」しばらくして頭をうつむいたまま暗い表情で食堂へ向かって歩きだす。	⑳食事に間に合ってよかった。けれども、息子さんではなくて落ち込んだのかな。励ましてあげないと。	㉑一緒に歩きながら「Ａさん、息子さん早く来てくれるといいですね」。	⑳㉑励ましているものの、感情の反映ができていない。
㉒「……」			

この場面がもつ意義と自己評価：Ａさんの非言語行動に注目し、感情を理解しようとしている。また、Ａさんの嬉しい感情に対して適切に共感を示すことができている。しかし、その後は、Ａさんの息子が来ていないという事実に焦点が当てられ、共感を伴わない励ましとなっている。まずは、共感を示し、Ａさんが自分の寂しさや失望感といったつらい気持ちを受けとめられていると感じてもらえることが望ましいと考える。また、黙り込む対応からは、自分のネガティブな感情に対する苦手意識がうかがえる。今後は、必要に応じて意図的に沈黙を用いることや背中をさするなど、非言語行動の対応もあわせて考えていきたい。

出典）筆者作成.

して気づいた自己のコミュニケーションパターンや今後の課題について記述する。

[3] プロセスレコード事例

ここでは、ある実習生が作成したプロセスレコードの例を示す。実習生がクライエントの言動と自分の言動を言語化して再現し、クライエントに対する自分のかかわり方を省察することから、そのときには考えられなかった自分のコミュニケーションの傾向に気づき、援助者として習得すべき課題を明確化するといった一連の流れが確認できる。プロセスレコードを用いた学習を参照されたい（**表6-4-2**）。

注)
(1) 山口恒夫・山口美和「『体験』と『省察』の統合を目指す『臨床経験』—「プロセスレコード」を用いた『臨床経験』の研究の基本的視点」『信州大学教育学部紀要』112, 2004, pp.121-131.
(2) 井上深幸・趙敏廷・谷口敏代・谷川和昭『対人援助の基本と面接技術—事例でわかるプロセスレコード』日総研出版, 2004, pp.53-56.

第7章 ソーシャルワーカーになること

臨床的なソーシャルワーカーになるための要件を整理する。生活の援助であるソーシャルワークは、利用者の生活とともに、援助者自身の生活の諸側面にもヒントがたくさんある。私たち自身の生活にも目を向けることは、ソーシャルワークの専門職にとっての第一歩にもなる。目を向けていこう。

1

利用者の生活世界に目を向けて気づくことを挙げてみよう。ちょっとした変化の中にも、大きな意味がある場合もある。日頃から、そうした変化に気づけるような創意工夫をしてみよう。

2

日常生活の工夫ややりくりがソーシャルワーカーの実践にも役立つことがある。見ることの工夫、聴くことの工夫、その気になって目を向ければ、さまざまなやりくり・工夫の可能性がある。いわゆる段取りも、ソーシャルワーカーにとっての援助活動の準備になる。

3

ソーシャルワーク活動は苦労の連続かもしれない。後悔していること、引っかかること、ためらい、戸惑い、こうしたこともその体験を積んで今に活かせる場合もある。うまくいったこと、苦労せずに済んだことは、大概は忘れてしまい、積み重ねにならない場合が多い。自分の苦労も労えるようにしよう。

4

ソーシャルワークの究極のあり方は、生活への援助者としてソーシャルワーカーが道を歩むことである。終わりのない道を。

これまで本書で示してきたことを踏まえて、援助の相手となる利用者とともに生きる、真の意味で臨床的なソーシャルワーカーという援助者に少しずつでも近づいていくために、筆者自身が必須であると考えていることのいくつかを、以下に示しておこう。

A. 気づくこと

われわれは日常生活の中で、さまざまな事柄に気づき、それらに対処しながら生きている。ソーシャルワークという援助活動においても、この日常と全く同じであるとは言えないまでも、利用者の生活のあり方や、利用者の他の人とは違う個別性に注意を向けながらかかわることが求められる。一言で言えば、援助活動における**個別化**の重視ということである。

個別化
individualization

たとえば、目が見えない人の世界や生活構造が、〔健常者－視覚機能＝視覚障害者〕という単純な図式で表せないのは当然である。しかし、援助者が援助者の枠組からしか利用者のことを理解できなくなってしまい、その援助者としての経験が多ければ多いほど、こうした事態に陥り易いことも事実だろう。

1人の目の見えない人の世界を、1人の人間としてのソーシャルワーカーが（援助者以前の1人の人間として）素朴に気づいた事柄が、大きな援助のヒントになることもある。ソーシャルワークが個別化を大切にする営みであるのならば、素朴な日常の気づきに立ち還ってみる必要がある場合も多い。事実、個別化を常に重視している援助者の多くは、どんなに豊富なキャリアがあっても、社会福祉の現場に初めて足を踏み入れる実習生の気づきにも注目し、多くのことを発見し学ぶ、謙虚な姿勢の持ち主である。

B. 工夫すること

援助活動には、与えられたものを与えられた通りに進めるだけでは済まされないことがたくさんある。たとえば、既存の社会資源だけでは、援助活動がどうしても前に進まないことがある。そのようなときに援助者は、どんな工夫を具体的に行っているのだろうか。

生活保護制度
生活困窮者のセーフティネットを形成する制度。根拠法は生活保護法である。

現場のソーシャルワーカーは、さまざまな工夫を凝らしている。**生活保護制度**の申請を行えば適用される可能性の高い対象者に対して、家族間の協力によって今の生活困難を乗り越える力をもち、後々の言わば"家族力"を期待できるような場合、現状においては、あえて生活保護の申請を行わず、他の可能性をその家族とともに検討するソーシャルワーカーもい

る[(1)]。また、家庭訪問の際、「○○福祉事務所」と書かれた自転車やバイクを訪問先の近くに駐車しない工夫や配慮も必要なことがある[(2)]。

既存の役割や業務だけに自らを適応させる、あるいは既存の社会資源の適用を図るだけではソーシャルワーカーという既存の「**役割に生きる**」[(3)]ことに過ぎない。真に臨床的なソーシャルワーカーであるならば、与えられた役割や業務だけに生きるのではなく、また既存の社会資源のみに拘泥するのではなく、与えられた自らの役割や既存の社会資源をその都度多面的に検討する。作り変えたり、工夫したり、創出したり、つまりは苦労を重ねながらも、日々、日常の"やりくり"をすることが求められる。それは、「**役割を生きる**」[(3)]ソーシャルワーカーとして、自らの持ち味も発揮できる援助者のことをいう。ソーシャルワーカーとは、そんな可能性をもった存在でもある。

C. 苦労すること

向 谷地生良は、精神障害者とのかかわりの中からさまざまなことを学び、実践活動に活かしている。そして、人間性の一部としての苦労ということを指摘する[(4)]。人間は誰でも生きていく上では苦労や困難を避けられない。避けられない事態から目を背けるのではなく、むしろそれらに目を据えて真正面から引き受ける。そんな中から自分らしく生きていける道が拓かれる。精神障害という事態は、生きていく上での困難や苦労が集約されている典型的な事象の一つである。仮に援助や保護という名の下に、困難や苦労が奪われてしまえば、精神障害者の一人ひとりが自分らしく生きていける道が塞がれてしまうことを意味する場合もある。ソーシャルワーカーという援助者はむしろ、精神障害者の困難や苦労に立ち会う中で、自らも**受苦的存在**としての1人の人間であることにも気づかされる。

精神障害に限らず、老い、病いなどの困難とそれらに伴う苦労は、誰にとっても避けられない事態である。にもかかわらず、それらを否定したり包み隠したりする風潮が現代社会の中には多く見られる。避けられない困難や苦労から目を背ける人は、今は、健康で順調に生活を送っているとしても、"健康的"に生きているとは言えない。さまざまな障害を負っても、あるいは病いの最中にあるとしても、また老いていても、それらの困難から目を背けるのではなく、真正面から引き受け、その中から真に生きることの意味を模索する人がいる。こちらの生き方の方が、より"健康的"であるとは言えないだろうか。

社会福祉の援助活動は、老い、病い、障害などやそれらに伴う困難や苦

役割に生きる
竹内敏晴の"役に生きる"からヒントを得た。『ことばが劈（ひら）かれるとき』ちくま文庫, 1988, p.112.
竹内敏晴（1925-2009）は東京生まれの著名な演出家である。現象学的哲学者メルロ＝ポンティ（Merleau-Ponty, M.：1908-1961）の身体論等にヒントを得、「竹内レッスン」という独自のレッスンを開発した。演劇界はもちろんのこと、学校教育の現場にも深くかかわり、心理学や教育学への影響も大きい。

役割を生きる
竹内敏晴の"役を生きる"からヒントを得た。『ことばが劈（ひら）かれるとき』ちくま文庫, 1988, p.112.

向谷地生良
1995-
北海道浦河町にある「べてるの家」における精神障害者へのソーシャルワーク活動でよく知られている。

受苦的存在
homo patiens

労を引き受け、生きることの意味を模索する。そんな"受苦的存在"である利用者とともに、彼らが自分らしく生きる道を模索する営みではないだろうか。ソーシャルワーカーという援助者は、このプロセスにおいて、援助者としての成長を遂げると同時に、援助者自身が自分らしく生きる道の手がかりをも発見することが少なくない。

D. 生き方への援助とソーシャルワーク

自立
independence

医療モデル
medical model

生活モデル
life model

自己決定
self determination

自己実現
self actualization

　ソーシャルワーカーの一つの重要な課題は、ソーシャルワークの知識・技術を駆使した援助活動の終結を、利用者の**自立**、つまり利用者自身の日常世界への還帰へと、いかにしたらつないでいけるかということである[5]。利用者の社会生活の重視ということに関しては、ソーシャルワークの基礎となるモデル設定が、**医療モデル**から**生活モデル**へ、という利用者自身の生活を直接把握していこうという流れの中では当然のことである。たとえば、医療的な治療をも含み込んだ、社会生活の支援や利用者の自立がその目標となるからである。対人援助活動を中心にした援助活動全般の意義は、利用者にとって大きな意味をもつが、さらにより一層重要なことは、利用者自身が自分自身の社会生活（援助者との関係以外のところ）の中で、自分の意志で何かを決め考えていく（**自己決定**）力を養っていくことである。なぜならば、それがその人らしく（**自己実現**）生きていくことの何よりの証しでもあるからだ。ソーシャルワーク専門職の究極的な目標は、援助活動終結後の利用者の生き方にどのくらい働きかけていくことができるか、という点にあるのかもしれない。その意味では、ソーシャルワーカーは、利用者の日常性の生き方への援助者でもあるわけだ。

注）
(1) 佐藤俊一『医療と組織の人間学―現場からの提言』川島書店，1987，pp. 129-130.
(2) 尾崎新『社会福祉援助技術演習』社会福祉専門職ライブラリー　社会福祉士編，誠信書房，1992，p. 38.
(3) 足立叡・佐藤俊一・平岡蕃編『ソーシャル・ケースワーク―対人援助の臨床福祉学』中央法規出版，1996，p. 198.
(4) 岡上和雄編「座談会　精神障害者の自立とは何か」『現代のエスプリ』367（「精神障害」を生きる），至文堂，1998.
(5) 坂野憲司・柳澤孝主編『臨床ソーシャルワーク事例集』福祉臨床シリーズ 3，弘文堂，2005，p. 235.

第8章 ソーシャルワークと福祉の心

　ソーシャルワークは福祉の心がなければ始まらない。本章では、ソーシャルワーカーへの期待は日に日に高まってきていることを国内外の考え方から紹介する。また、社会サービスという観点でソーシャルワーク周辺にも目配りする。そして、今やソーシャルワーカーに必須条件の福祉の心にスポットを当てる。

1

　社会から期待されているソーシャルワークはどのようなものであるか、ソーシャルワークのグローバル定義や日本学術会議社会福祉・社会保障研究連絡委員会の定義や見解から学ぶ。

2

　社会サービスという観点から、福祉の心といっても、さまざまな捉え方、立場があることを、「担い手」、「選別・普遍」、「効率・公平」、「尊厳の尊重」、「給付」、「方式」のちがいから理解する。

3

　ソーシャルワークに欠かせない福祉の心とは何か、それは単なる「思いやり」や「優しさ」ではないことを学識経験者の知見から理解し、これまでの学習への取組みの総まとめとする。

1. 期待されるソーシャルワーク

　社会から期待されているソーシャルワークは、どのようなものであるか。国際ソーシャルワーク学校連盟／国際ソーシャルワーカー連盟によって**「ソーシャルワーク専門職のグローバル定義」**（2014〔平成26〕年7月総会で採択）が定められており、「ソーシャルワークは、社会変革と社会開発、社会的結束、および人々のエンパワメントと解放を促進する、実践に基づいた専門職であり学問である。社会正義、人権、集団的責任、および多様性尊重の諸原理は、ソーシャルワークの中核をなす。ソーシャルワークの理論、社会科学、人文学、および地域・民族固有の知を基盤として、ソーシャルワークは、生活課題に取り組み**ウェルビーイング**を高めるよう、人々やさまざまな構造に働きかける」となっている。

　また、かつて日本学術会議の社会福祉・社会保障研究連絡委員会がまとめた報告書「ソーシャルワークが展開できる社会システムづくりへの提案」（2003〔平成15〕年6月）の記述内容から少し長くなるが引用する。

　「ソーシャルワークとは、社会福祉援助のことであり、具体的には人々が生活していく上での問題を解決なり緩和することで、利用者の質の高い生活（**QOL**）を支援していくことである。そのため、ソーシャルワークは、人々が社会サービスを活用しながら、自らの力で生活問題を解決していくことを支え、人々が生活する力を育むよう支援することを言う。その支援の過程において、必要があれば既存の社会サービスで足りない問題解決のための社会資源の開発をはじめとした社会環境面での改善にも努めることである。また、ソーシャルワークは障害のある人であっても、他の市民と同等のごく当たり前の生活ができるようにするのが当然だとするノーマライゼーションの思想を尊重する。また、人々が健康で文化的な生活が営めるよう、社会全体の中に自立生活上何らかの支援を必要としている人々を、社会の構成員として包みこんでいくソーシャルインクルージョンの考え方を実現することでもある。このようにソーシャルワークの目的は人々の人権を擁護することにある。ソーシャルワークは、国民の最も身近なところで、セーフティネットの中核を担うものである」。

　ソーシャルワークは人びとの人権を擁護し、生活問題を解決・緩和することで、人びとの生活を支援するものである。そのため、社会からのソーシャルワークへの期待や要請は極めて大きいと言わざるを得ない。

2. 社会サービスにおける心の態様

　福祉の心といっても、さまざまな捉え方、立場がある。たとえば、社会サービスという観点から見てみよう。社会サービスというのは社会福祉・社会保障の総体であると言ってよいわけであるが、その代表格として「介護」や「医療」なども例にして考えてみてもよいかもしれない。さしあたって、ここでは福祉の心を取り囲んでいるであろうと考えられる概念をいくつかめぐらしてみた（**図 8-2-1**）。

①まずは「担い手」の福祉の心という側面があるのではないか。担い手とはそこで働く者のことを指すが、どのような心の持ち主であるかで、その後の展開は決定的なところがある。ただし、**精神的報酬**に加え**物質的報酬**も大切である。

②次にサービスを少なくするか、多くするかという「選別・普遍」という側面がある。狭めるのか広げるのか、低くするのか高くするのか、その過程においても結果においても福祉の心はかかわる。

③続いてスピード重視かバランス重視かの「効率・公平」がある。前者を重んじれば正確さを欠くきらいがあるが、後者を重んじれば即応できない可能性も出てくる。福祉の心が試される場面である。

精神的報酬
仕事のやりがい、達成感、成長することの喜びなどを指す。誉められること、励まされること、存在を認められることといったことも含まれる。

物質的報酬
賃金報酬と地位報酬がある。賃金報酬は文字通りお金のことで、月給、賞与、各種報奨金、退職金などを指す。地位報酬は地位や名誉、役職や肩書きを指す。

図 8-2-1　社会サービスにおける「福祉の心」の位置

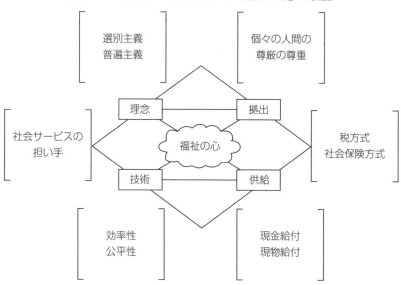

出典）筆者作成.

195

④そして、一人ひとりをかけがえのない存在として扱っているのかという「尊厳の尊重」がある。個々人を大切にするという福祉の心の試金石である。

⑤さらに、お金を支給するのが望ましいか、お金でないものを支給するのが望ましいか、あるいは両方か。**モラルハザード**を踏まえた「給付」の形態もかかわる。

⑥なお、公費か保険料かという財源の「方式」の判断も福祉の心と関係がある。

3. ソーシャルワークに欠かせない福祉の心

福祉の心とは、他者の問題を冷たく他人事として見過ごさないで、自分の問題として捉える態度であり、しかも個人的な心情を抑えて、社会のあらゆる資源を活用しながら、危機状態にある人の人生の再建のために力を貸していこうとする姿勢そのものである[1]。

辞書では、福祉の心は「個人の尊厳と人権の尊重を前提にした思いやり、優しさ、いたわりなどの豊かな人間性のもとに培われた福祉意識」と表現した**阪野貢**[2]、「社会的条件に恵まれない人々（クライエント）やその周辺の人々と人格的にふれあい、思いやりの態度をもってそれらの人々と共に生きようという社会連帯の意志と情念をいう」とした**京極高宣**[3]、また、「社会的条件に恵まれないマイノリティの人々と、人格的にふれあい、自己も他者も、すなわち、相互に変革される温かい人間的態度と、福祉問題を生み出す社会に本質を問い、福祉社会を創造していく共同の社会的努力を育てる豊かな人間の意志と情念を指している」という**阿部志郎**[4]によるものがある。

阪野は「豊かな人間性」を、京極は「社会連帯」を、阿部は「福祉社会の創造」を挙げている点が特長と考えられる。

本節冒頭に掲げた福祉の心の定義は、小島蓉子の見解に拠っており、小島は「福祉の心」をもつことは、対人援助に携わる専門職を目指す者にとって、知識・技術を身につける以前の必須条件であると述べている[1]。

福祉の心は最終的には人間としてどうあるべきかを問うている[5]。単なる「思いやり」や「優しさ」ではないことを「福祉の心って何だろう」という素朴な問いかけから、現状に相応しい新しい答えを見出してほしい[6]。

阪野貢
1948-
市民福祉教育研究所主宰。福祉文化の創造と福祉によるまちづくりのための「市民福祉教育」の実践と研究を行っている。

京極高宣
1942-
国立社会保障・人口問題研究所名誉所長。社会福祉法人浴風会理事長。

阿部志郎
1926-
横須賀基督教社会館館長、日本社会福祉学会会長などを歴任。

注）

(1) 小島蓉子「福祉の心（2）─福祉の心を育てる家庭と社会」『作業療法ジャーナル』23，1989，p.891.

(2) 阪野貢「福祉の心」硯川眞旬監修『国民福祉辞典（文庫版）』金芳堂，2003，p.335.

(3) 京極高宣『社会福祉学小辞典』ミネルヴァ書房，2000，p.144.

(4) 阿部志郎「福祉の心」京極高宣監修『現代福祉学レキシコン』雄山閣出版，1993，p.128.

(5) 谷川和昭「福祉人材養成と福祉の心」『社会事業研究』48，2009，p.156.

(6) 篠原拓也『福祉の心って何だろう』Days ブックス，2021.

　ソーシャルワーク実習を経た後、あなた自身の身体で感覚（五感）で学び得たものは何だったでしょうか。講義で学んできたことを問い直してみるのもいいでしょう。さらに、本書『ソーシャルワーク演習（社福専門）』にて実習を振り返り、他の学生と検討し合うことも大切です。実習で学んできたことを、この演習課題を通して整理し、自分にとっての意味を発見してみましょう。

第1章　ソーシャルワーク実習に臨む視点　　演習課題

①ソーシャルワークの専門性を他職種に伝える場合、どのような工夫をして伝えたらよいだろうか。話し合ってみよう。

②ソーシャルワークの専門性を他職種に伝えるためのリーフレットを作成してみよう。

第2章　事例から学ぶ総合的・包括的なソーシャルワーク

1. 児童虐待　　演習課題

①「叱る」ことと「怒る」ことの違いは何か。親子のロールプレイを通してそれぞれの感情の確認をしてみよう。

②相手の表情や気持ちに寄り添うような「叱る」方法のポイントをいくつか挙げてみよう。

2. ドメスティック・バイオレンス　　演習課題

①加害者と同居中の被害者である本文中の事例のAさんの面接をあなたが担当することになった。面接でどのようなことを伝えたらよいか。5つ以上挙げてみよう。

②加害者と別居・離別後の支援が重要である。母子生活支援施設に入所して3ヵ月になる本文中のAさんと子どもたちにどのような支援が必要だろうか。5つ以上挙げてみよう。

3. 障害者虐待　　演習課題

①新聞やインターネットを活用して、実際に起きた障害者虐待について調べてみよう。

②障害者虐待はなぜ起きてしまうのか。養護者による虐待、障害者福祉施設従事者等による虐待、使用者による虐待、それぞれについて話し合ってみよう。

4. 高齢者虐待　　演習課題

①高齢者虐待の起こる家族や生活環境の課題について話し合ってみよう。

②高齢者虐待のアセスメント（ニーズの明確化）とプランニング（支援の具体策）について話し合ってみよう。

5. ハラスメント 〔演習課題〕

①事例における、Aさん、B課長、C部長のそれぞれの立場に立って、各人の気持ち、発言や行動の理由、そこに影響している社会的な要因等を考えてみよう。

②相談員としてAさんと面接する場合に、どのようなことに留意するべきか、話し合ってみよう。

6. ひきこもり 〔演習課題〕

①長期間、自宅や自室にひきこもっていた人たちの社会参加をどのように考えたらよいか。就労や就学も重要な社会参加の形だが、それ以外の社会参加のあり方をどのように描けるか。グループでディスカッションをしてみよう。

②ひきこもりの長期化・重度化によって、8050問題が社会的な課題となっている。8050世帯にはどのような生活課題が出てくるのか考えてみよう。

7. 貧困 〔演習課題〕

①生活困窮者自立支援法に位置づけられている事業を「必須事業」「努力義務事業」「任意事業」に分類して、表を作成してみよう。

②どんな環境が整備されていれば貧困状態に陥ることを防げるのか。「防貧」（予防）の視点からインフォーマルなサポートも含めたさまざまなセーフティネットをグループで考えてみよう。

8. ホームレス 〔演習課題〕

①ホームレスの人が生活保護の申請を行う場面で、生活保護ケースワーカーの立場から「扶養義務履行が期待できない者」に該当すると判断できる親族の事例を挙げてみよう。

②「ホームレス」「生活困窮者」「被保護者」の定義から、それぞれの共通点や相違点にはどのようなものがあるのか。グループで話し合ってみよう。

9. ハンセン病 〔演習課題〕

①ハンセン病回復者とその家族のエンパワメントを実現するようなソーシャルワーク専門職の働きかけにはどのようなものが考えられるか。話し合ってみよう。

②ハンセン病問題のほかに、私たちの社会で抑圧された状況にある個人やグループとして、どのような人びとがいて、どのような問題があるのか。考えてみよう。

10. 寝たきり高齢者 〔演習課題〕

①在宅で高齢者を介護する家族の介護力をアセスメントする際に必要な情報について、整理してみよう。

②フレイル予防の具体策について調べてみよう。

11. 認知症高齢者　演習課題

①認知症高齢者を支える施設にはどのような施設があるのかを整理し、各施設の長所と短所を挙げ、それぞれの特徴をリストアップしてみよう。

②地域社会において認知症高齢者の理解を促進できるようなポスターを作成してみよう。

12. 終末期ケア　演習課題

①アドバンス・ケア・プランニング（ACP）におけるソーシャルワーカーの役割についてまとめてみよう。

②自分の家族の終末期の過ごし方について、できるだけ具体的に考えてみよう。

13. 災害時支援　演習課題

①災害時支援において期待されるソーシャルワーカーの具体的な役割について考察してみよう。

②災害時支援においてソーシャルワーカーとして活動する際に注意すべき点をリストアップしてみよう。

14. 外国人支援　演習課題

①これまで経験した外国人とのかかわりを通して感じた「異文化」体験についてグループで話し合ってみよう。そして、その体験がなぜ「異文化」と感じられたのかを自分なりに分析してみよう。

②全く言葉が通じない国で生活をすることになった場合、どのようなことに不安を感じるのかを考え、その後グループでその不安を解決する方法を検討してみよう。

15. 自殺（自死）対応　演習課題

①自殺（自死）予防としてのかかわりの中で、希死念慮を抱く当事者へはどのように寄り添えばよいと思うか。グループで話し合ってみよう。

②悲嘆に対するケアとして、悲嘆状態にある遺族への安易な発言とはどのような言葉が思い浮かぶか。グループで話し合ってみよう。

16. 危機介入アプローチの視点　演習課題

① p.65 の事例での初回面接で母親の緊張と不安を軽減するためには、面接においてどのような点に留意することが必要だと思うか。グループで話し合ってみよう。

② p.65 の事例での面接で母親が「今ここで何をするのか」を考えたり、「未来に焦点を当てる」面接を行うためには、どのような点に留意することが必要だと思うか。グループで話し合ってみよう。

第3章　展開過程の視点　演習課題

①本章では、ソーシャルワークの展開過程に沿った形で、事例に対する〔SW の視点〕が示されているが、他にどのような視点が挙げられるだろうか。考えてみよう。

②本章では「就労支援」に焦点を当て、ソーシャルワークの展開過程について確認したが、別の支援から過程を捉えた場合、どのような時間的な流れをたどるだろうか。また、ソーシャルワーカーとしてどのような視点をもつべきだろうか。考えてみよう。

第4章　ソーシャルワークの方法

1. ケースワーク　演習課題

①日本に紹介されたパールマンの「4つのP」と称されるもの、および「6つのP」の意味について確認したうえで、"新たなP"を提案してみよう。

②バイステックの7つの原則の種類と意味について確認したうえで、重要と考える順に並び替えてみよう。そして、当該原則に従わなかった場合、どのような問題が生じるか想像してみよう。

2. グループワーク　演習課題

①子育て支援のピアサポートグループにおける親の役割をロールプレイしてみよう。親の悩みや不安などを話し合い共有するプロセスを通して、グループ効果を体感してみよう。

3. コミュニティワーク　演習課題

①小地域を担当するコミュニティワーカーのロールプレイをしてみよう。子育て支援ニーズを把握したうえで、子ども食堂などの活動の中で見えてきた孤立や困窮といった相談対応を地域社会においてどのように実践するか、考えてみよう。

4. ケアマネジメント　演習課題

①本文中の事例のCさんへの支援に際して有効と考えられる、フォーマル・サービスとインフォーマル・サポートを具体的に挙げ、どのような形で支援できるか考えてみよう（グループ協議の場合は、サービス担当者会議のロールプレイをしてみよう）。

②パワーレスに陥っているクライエントを想定してみよう。そのクライエントへの「エンパワメント」の視点をもったケアマネジメントとは具体的にどのような支援となるのか、考えてみよう。

5. チームアプローチ　演習課題

①ソーシャルワークを実践する施設・事業所は多く存在している。そこで、高齢者・障害者・児童のうちから1つの領域を選択し、高齢者であれば特別養護老人ホームと地域包括支援センター、障害者であれば障害者支援施設と相談支援事業所、児童であれば児童養護施設と子育て支援センター、これらの施設・事業所内外で入所等を始めとする生活相談をするためには、どんな職種の人が連携・協働することが適切なのか、話し合ってみよう。

6. アウトリーチ　演習課題

①本文中の事例に登場する社会福祉士が利用者宅を訪問して息子と話し合う場面を演じてみよう。その後、アウトリーチによる利点および留意点など、気づいたことを話し合ってみよう。

②身近な地域社会で行われているアウトリーチの実践例について調べ、グループ内で共有しよう。

7. ネットワーキング 〔演習課題〕

①ひきこもりの若者を支援するためには、どのような社会資源のネットワーキングが必要だろうか。みんなで話し合ってみよう。

②本文中に挙げられた「ネットワーキングの実際」の事例に対して、夫婦の心身状況の変化から、今後、どのようなフォーマル・サポート・ネットワーク、あるいはインフォーマル・サポート・ネットワークが必要となるかを考えてみよう。

8. コーディネーション 〔演習課題〕

①組織や集団における意見の相違についてグループで話し合ってみよう。また、その際、なぜ意見の相違や葛藤が生じるのかについても話し合ってみよう。

②組織や集団が有機的に連携するために必要となる知識や技術について、グループで話し合ってみよう。

9. ネゴシエーション 〔演習課題〕

①ソーシャルワークの現場で想定されるネゴシエーションについて、事前準備、交渉過程、フォローの3段階での留意事項をまとめてみよう。

②ネゴシエーション技術を考える際の「バイステックの7原則」の有効性について、職場(実習先)での実体験も振り返りながら、周囲の人と話し合ってみよう。

10. ファシリテーション 〔演習課題〕

①「タスク型」「ラーニング型」「リレーション型」のファシリテーションの中で、ソーシャルワークにおいて最も活用場面が多いものはどれか、理由とともに考えてみよう。

②グループワークで「発言があまり出ない」場合、「テーマから逸脱した」場合のそれぞれについてファシリテーターとしてどのような働きかけが有効か、周囲の人と話し合ってみよう。

11. プレゼンテーション 〔演習課題〕

①自分の好きなものを相手に勧めるプレゼンテーションを準備してみよう。「導入」「本論」「結び」で構成し、どのような点を強調すれば聴き手が興味をもってくれるかを考えてみよう。

②ソーシャルワークにおける説明場面で、わかりやすく、印象に残るようなスライドを作るには、どのような点に留意したらよいか、箇条書きで挙げてみよう。

12. ソーシャルアクション 〔演習課題〕

①権利を剥奪、侵されている個人や集団、特定の社会階層や属性にある人びとを列挙し、その問題の様態を整理してみよう。そのうえで、個人や集団、特定の社会階層や属性にある人びとのもつ

ストレングスについてグループで話し合ってみよう。

②権利を剥奪、侵されている個人や集団、特定の社会階層や属性にある人びとの権利擁護や獲得のためにどのような方策（方法や手段）を用いたらよいかについてグループで話し合ってみよう。その際、既存の方策以外にも、ソーシャル・ネットワーキング・サービス（SNS）などの活用といった新たな方策についても自由に発想してみよう。

13. 社会福祉調査　演習課題

①社会福祉士に必要な調査方法の種類について思いつくものを挙げてみよう。また、それぞれの利点・欠点について話し合ってみよう。

②社会福祉士による社会福祉調査がクライエントの満足感・幸福感に寄与した事例を調べてみよう。

第5章　ソーシャルワークと地域福祉

1. コミュニティ・ソーシャルワークの事例

2. コミュニティ・ソーシャルワーク　演習課題

①コミュニティ・ソーシャルワークの展開過程について具体的な事例を調べてみよう。そのうえで、各展開過程においてどのような主体がかかわっているのかを整理してみよう。

3. 地域福祉計画　演習課題

①あなたの在住する市町村（あるいは近隣市町村）の地域福祉計画を調べてみよう。そのうえで、計画策定のプロセスにおいてどのような住民参加の方法があるのかを整理してみよう。

4. 住民参加　演習課題

①地域福祉の推進にはどのような住民の参加が必要になるのか考えてみよう。

②地域福祉の推進に必要な住民参加の手法をリストアップし、それぞれのメリット・デメリットについて話し合ってみよう。

第6章　ソーシャルワーク実習・振り返りの視点

1. 事例研究・事例検討　演習課題

①事例を検討するに当たって、"援助関係"に注目することの意義を考え、グループで話し合ってみよう。

②ストレングス視点と"弱さ"の関連について、自身の日常生活を含めて、改めて考えてみよう。

2. ソーシャルワークの拠り所　演習課題

①人の価値観を味わう、人の言葉を味わう、人の特性を味わう、その人の「ふ」を味わってみよう。それによって問題の背景にあるものが見えてくる（「ふ」……不安、不満、負担、不振、不

信などである）。

②なぜジェネラリスト・ソーシャルワークなのか、それを踏まえて社会福祉士がとるべき役割、求められる介入方法について話し合ってみよう。

3．スーパービジョン　演習課題

①対人援助専門職にとって、スーパービジョンを行う必要性についてグループで話し合ってみよう。

②施設や機関にスーパービジョン体制を整えることのメリットについて考えてみよう。その際、利用者、援助者、スーパーバイザー、組織（施設や機関）等、それぞれの立場で整理してみよう。

4．プロセスレコード　演習課題

①クライエントと信頼関係を形成するうえでどのようなコミュニケーション技法の習得が求められるのか、これまでの学習を振り返り、整理してみよう。

②実習を振り返り、クライエントとのかかわりのなかで気になった場面をとりあげ、プロセスレコードを作成してみよう。

第7章　ソーシャルワーカーになること　演習課題

①ソーシャルワーカーにとって「気づくこと」「工夫すること」「苦労すること」は、それぞれどうして大切なのだろうか。実習で体験したことと関連させて考えてみよう。

②"自立"や"自己決定"はなぜ必要なのだろうか。ソーシャルワーカーにとって、それらを大切にすることの理由と意義をグループで改めて話し合ってみよう。

第8章　ソーシャルワークと福祉の心　演習課題

①福祉の心から思いつく語句・キーワードをカードに書き出し、似たもの同士をグループに分類してそれぞれにネーミングしてみよう。

②ソーシャルワークに福祉の心が欠かせない理由について具体的に考えてみよう。

212

執筆者 (続き)　　　　　　　　　　　　　　　　　　　　　　　　　　　　執筆分担

西尾敦史	（にしお　あつし）	愛知東邦大学人間健康学部　教授	第4章2節、第4章3節
西野克俊	（にしの　かつとし）	星槎道都大学社会福祉学部　専任講師	第2章15節
新田さやか	（にった　さやか）	長野大学社会福祉学部　准教授	第2章9節
原　葉子	（はら　ようこ）	東京通信大学人間福祉学部　教授	第2章5節
福田幸夫	（ふくだ　さちお）	静岡福祉大学社会福祉学部　教授	第2章4節
増井香名子	（ますい　かなこ）	日本福祉大学社会福祉学部　准教授	第2章2節
三好明夫	（みよし　あきお）	京都ノートルダム女子大学現代人間学部　教授	第4章4節
森千佐子	（もり　ちさこ）	日本社会事業大学社会福祉学部　教授	第2章10節、第2章12節
安田誠人	（やすだ　よしと）	大谷大学教育学部　教授	第2章16節
山本美香	（やまもと　みか）	東洋大学福祉社会デザイン学部　教授	第4章7節
吉澤　豊	（よしざわ　ゆたか）	特定非営利活動法人　らく福祉会　理事長	第2章13節
吉弘淳一	（よしひろ　じゅんいち）	福井県立大学看護福祉学部　教授	第2章1節
渡部孝子	（わたなべ　たかこ）	群馬大学共同教育学部　教授	第2章14節

協力者

石川達也	（いしかわ　たつや）	相談支援事業所 ボタン　所長	第3章事例提供

ソーシャルワーク演習（社福専門）
【新・社会福祉士シリーズ21】

2024（令和6）年2月28日　初　版1刷発行

編　者　柳澤孝主・上原正希・増田康弘
発行者　鯉渕友南
発行所　株式会社 弘文堂　101-0062　東京都千代田区神田駿河台1の7
　　　　　　　　　　　　　TEL 03(3294)4801　振替 00120-6-53909
　　　　　　　　　　　　　https://www.koubundou.co.jp
装　丁　水木喜美男
印　刷　三美印刷
製　本　井上製本所

ISBN978-4-335-61226-8

新・社会福祉士シリーズ 全22巻

福祉臨床シリーズ編集委員会/編

2021年度からスタートした新たな教育カリキュラムに対応！

新・社会福祉士シリーズ　1
医学概論

シリーズの特徴

社会福祉士の新カリキュラムに合致した科目編成により、社会福祉問題の拡大に対応できるマンパワーの養成に貢献することを目標とするテキストです。
たえず変動し拡大する社会福祉の臨床現場の視点から、対人援助のあり方、地域福祉や社会福祉制度・政策までをトータルに把握し、それらの相互関連を描き出すことによって、社会福祉を学ぶ者が、社会福祉問題の全体関連性を理解できるようになることを意図しています。

◎＝精神保健福祉士と共通科目